儿童遗尿症
诊疗规范

U0388884

顾　问　易著文

主　编　夏正坤　徐　虹

副主编　毛建华　姚　勇　马　骏　刘小梅　高春林

人民卫生出版社

图书在版编目（CIP）数据

儿童遗尿症诊疗规范 / 夏正坤，徐虹主编 . —北京：人民卫生出版社，2018

ISBN 978-7-117-26874-5

Ⅰ.①儿⋯　Ⅱ.①夏⋯ ②徐⋯　Ⅲ.①小儿疾病-遗尿-诊疗-技术规范　Ⅳ.①R726.94-65

中国版本图书馆 CIP 数据核字（2018）第 119191 号

人卫智网	www.ipmph.com	医学教育、学术、考试、健康，购书智慧智能综合服务平台
人卫官网	www.pmph.com	人卫官方资讯发布平台

儿童遗尿症诊疗规范

主　　编：夏正坤　徐　虹

出版发行：人民卫生出版社（中继线 010-59780011）

地　　址：北京市朝阳区潘家园南里 19 号

邮　　编：100021

E - mail：pmph @ pmph.com

购书热线：010-59787592　010-59787584　010-65264830

印　　刷：北京盛通印刷股份有限公司

经　　销：新华书店

开　　本：889×1194　1/32　印张：8

字　　数：207 千字

版　　次：2018 年 7 月第 1 版　2018 年 10 月第 1 版第 4 次印刷

标准书号：ISBN 978-7-117-26874-5

定　　价：75.00 元

打击盗版举报电话：010-59787491　E-mail：WQ @ pmph.com

（凡属印装质量问题请与本社市场营销中心联系退换）

编 者 (按姓氏笔画排序)

丁 立　常州市儿童医院

马 骏　上海交通大学医学院附属上海儿童医学中心

毛建华　浙江大学医学院附属儿童医院

甘卫华　南京医科大学第二附属医院

傅海东　浙江大学医学院附属儿童医院

包 瑛　西安市儿童医院

刘 颖　复旦大学附属儿科医院

刘小梅　首都医科大学附属北京儿童医院

刘亚兰　深圳市人民医院 / 暨南大学第二临床医学院

李善文　南京医科大学第二附属医院

吴 伟　南京军区南京总医院

吴玉斌　中国医科大学附属盛京医院

沈 茜　复旦大学附属儿科医院

俞 建　复旦大学附属儿科医院

姚 勇　北京大学第一医院

夏正坤　南京军区南京总医院

党西强　中南大学湘雅二医院

徐 虹　复旦大学附属儿科医院

栾江威　武汉儿童医院

高春林　南京军区南京总医院

高鸿云　复旦大学附属儿科医院

郭 维　复旦大学附属儿科医院

黄玉萍　南京医科大学第二附属医院

曹 艳　中南大学湘雅二医院

董 选　常州市儿童医院

程 江　苏州大学附属儿童医院

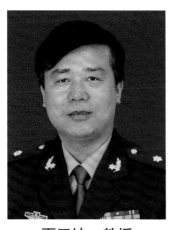

夏正坤　教授

南京军区南京总医院儿科主任、主任医师、教授、博士生(后)导师、江苏省重点医学人才、澳大利亚新南威尔士大学附属悉尼儿童医院高级访问学者;主要从事儿童难治性肾脏疾病、血液净化、危重症疾病、血管炎与夜遗尿等临床医疗与科研工作。

任中华医学会儿童肾脏病学组副组长、全军与江苏省儿童肾脏学组组长、江苏省医学会儿科学分会候任主任委员、全军儿科专业委员会副主任委员等;任《中华儿科杂志》《医学研究生学报》《临床儿科杂志》《国际儿科学杂志》与《现代医学》等杂志编委。负责国家自然基金课题3项、国家科技部"十五"攻关课题1项、全军重点基金课题2项、江苏省重点医学人才基金课题1项、江苏省医学创新团队与江苏省重点研发项目,科研经费达1000余万元。获总后国家卫生计生委医疗成果二等奖3项;发表SCI论文17篇、国内核心期刊论文 126 篇、专家论坛发表评论 10 篇,主编著作 3 部、参编著作 7 部。被评为第一届南京总医院十佳青年、南京军区卫生系列"181"学科带头人、优秀党务工作者、优秀共产党员、第二军医大学优秀教师、军区优秀中青年科技人才、南京军区卫生系列"122"学科带头人、江苏省医学重点人才,享受军队优秀专业技术人才岗位津贴。

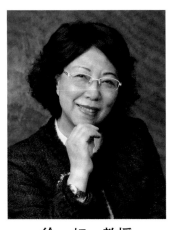

徐 虹 教授

主任医师,博士生导师,任复旦大学附属儿科医院党委书记、复旦大学小儿肾脏病和泌尿系统疾病诊治中心主任、上海市肾脏发育和儿童肾脏病研究中心主任,复旦大学附属儿科医院肾脏科和风湿科学科带头人,国际儿科肾脏病学会培训中心(中国上海)主任、国际儿科肾脏病学会理事、中国医师协会儿科医师分会肾脏专家委员会主任委员、中华医学会儿科学分会人文建设委员会主任委员、中华医学会儿科学分会肾脏学组副组长、中国医师协会儿科医师分会血液净化专家委员会副主任委员、中华医学会儿科学分会委员、上海市医学会儿科分会肾脏病学组组长、中国儿童夜遗尿疾病管理协作组组长、中国儿童肾移植管理专家协作组组长、香港大学深圳医院儿科学荣誉顾问医生等职务。

徐虹教授先后主持国家级和省部级课题 20 余项,累计课题经费3000余万元,以第一作者/通讯作者发表SCI论文30余篇、核心期刊论文50余篇、指南/专家共识3篇。相关研究获"2014年度上海市科技进步奖"和中国儿科医学领域最具影响力的权威奖项之一"宋庆龄儿科医学奖(2015年)"(均为第一完成人),并担任2013年第16届国际儿科肾脏病大会(儿科肾脏病领域最高级别国际学术会议)主席。个人先后获得上海市"三八"红旗手(2003年)、全国"巾帼建功"标兵(2007年)、上海市优秀学科带头人(2010年)、上海市医学领军人才(2015年)、上海市"慈善之星"(2015年)、上海市首届"医树奖"(2016年)、中国女医师协会五洲女子科技奖(2017年)等称号。

序 言

　　儿童夜遗尿,俗称"尿床",是儿科常见的一种疾病。夜遗尿症患病率非常高,可严重影响患儿的自尊心与自信心,引发注意力不集中、焦躁、自卑、多动空想及孤僻等心理异常。患儿不愿进入社交环境,更无法参加露宿、住校等社会活动,是仅次于父母离婚和吵架的第三大儿童心理创伤事件,严重影响儿童的身心健康,同时也给患儿家长带来严重焦虑并影响生活质量。然而,夜遗尿疾病的危害经常被社会低估、忽视和错误认识,很多父母甚至医务工作者误认为"尿床不是病",就医无门,或者病急乱投医,甚至认为这是孩子的过错而嘲笑、责骂并打罚孩子,这些都会导致患儿无法得到及时正规的诊疗,而加重其心理创伤。

　　近年来,随着对夜遗尿发病机制认识的深入,国际上对这一疾病的干预和管理提出了相应的方案。国内也于2001年在上海复旦大学附属儿科医院成立了复旦大学小儿遗尿诊治中心。2003年11月主办中国首届小儿遗尿专题研讨会,并牵头成立中国儿童遗尿疾病管理协作组,2013年11月17日和2014年4月26日分别在上海和北京召开了两次"儿童遗尿疾病管理专家研讨会"。由小儿肾内科、泌尿外科、儿童保健科、心理科、中医科等各领域的专家对国外儿童遗尿疾病管理指南或共识进行了解读和分析，并针对我国小儿遗尿疾病诊疗现状进行了专题讨论，最终于 2014 年 7 月 5 日在贵阳会议达成了《中国儿童单症状性夜遗尿疾病管理专家共识》，并于 2014 年 10 月在《临床儿科杂志》正式发表。此后各省市相继成立儿童遗尿疾病管理协作组，开设遗尿专科专家门诊，组织专家到各地市城市进行共识解读巡讲，有的省市还建立了儿童遗尿疾病诊治定点医院。每年"世界遗尿日"各省市多家医院都会组织专家义诊和咨询活动，大大提高了医务人员和广大儿童家长对儿童遗尿症的认知和重视程度，也大大提高了遗尿症患儿的就诊率和治愈率。

　　为了进一步促进遗尿儿童的"干床"行动，2017 年组织开展了"中国儿童及青少年遗尿症的流行病学研究"。此项研究采用多级整群分层抽样法和微信问卷方式，覆盖 5~18 岁幼儿园、小学、初中和高中的儿童及青少年，年龄最全；回收问卷 100 791 份，其中有效问卷 100 127 份（占 99%）。从此我们有了中国人儿童遗尿症临床流行病学的大数据资料。

　　由中国儿童遗尿疾病管理协作组的夏正坤教授和徐虹教授牵头，组织国内知名专家撰写了《儿童遗尿症诊疗规范》。该书包括夜遗尿症的发展、流行病学、病因、分类、发病机制、临床表现、诊断、鉴别诊断、管理与治疗等科学知识，并列举了临床治疗案例，为夜遗尿症的诊治提供了科学依据。我有幸先行拜读书稿，受益匪浅！受主编之托，以上述纪实为本书之序！

易著文

中南大学湘雅二医院儿童医学中心

2018 年 5 月 1 日　于长沙

前　言

　　作为一名儿肾科医生,2015 年我收到一封来自江西的老人写给我的信,说 67 岁的他,仍然在尿床,并由此感觉自卑一生,求我帮帮他。我在回信的同时不禁掩卷沉思,儿童夜遗尿,在我国医生和家长的心目中,到底是不是病呢?是不是能长大了就好了?是不是打骂后就能解决问题呢?带着这些疑问,我查找了相关资料,国内竟然没找到关于儿童夜遗尿症的专业书籍,尤其是知识更新非常快速的今天,规范、实用、最新的诊断治疗的书籍,显得尤其必要。为此,由中国儿童夜遗尿疾病管理协作组牵头,邀请国内知名专家编写了《儿童遗尿症诊疗规范》。本书从夜遗尿症的发展、流行病学、病因、分类、发病机制、临床表现、诊断、鉴别诊断、管理与治疗、预后等方面全面介绍了儿童夜遗尿症,并列举了治疗案例,为儿童夜遗尿症的规范诊治提供了完整的参考。本书的最大亮点就是结合临床,具有可操作性,让基层儿科医生可以学会如何诊断和治疗,前沿进展均有介绍,同时不失科学性。对广大儿科医务工作者、社会工作者和儿童家长均具有参考价值。

　　在本书的编写过程中,每位编者都利用自己的空闲时间,查阅大量文献,结合临床实际经验,尽职尽责,努力做到文字工作的尽善尽美,但由于时间紧迫,编写过程中难免有疏漏和欠妥之处,望同道和广大读者批评指正。

衷心感谢为本书编写、审稿、出版付出艰辛劳动和巨大贡献的各位编者!施小善,成大爱!愿本书为夜遗尿症儿童撑起一片充满阳光的蓝天!

本书由江苏省医学创新团队撰稿(编号:CXTDA2017022)并得到了江苏省社会发展——临床前沿技术项目的资助(编号:BE2017719)。

本书出版之际,恳切希望广大读者在阅读过程中不吝赐教,欢迎发送邮件至邮箱 *renweifuer@pmph.com*,或扫描封底二维码,关注"人卫儿科",对我们的工作予以批评指正,以期再版修订时进一步完善,更好地为大家服务。

夏正坤　徐虹

2018 年 5 月

目 录

第一章

概 论

第一节　儿童夜遗尿症的概念

一、诊断标准

儿童夜遗尿症（enuresis）又称遗尿症，是一种儿童期常见的疾病，是指年龄≥5 岁的儿童平均每周至少 2 次夜间不自主排尿，并持续 3 个月以上。

迄今为止遗尿症的定义依据主要包括：2013 年美国精神病协会（American Psychiatric Association, APA）发布的第 5 版《诊断与统计手册》（Diagnostic Statistical Manual-Ⅴ, DSM-Ⅴ）；1992 年世界卫生组织（World Health Organization, WHO）发布的第 10 版《国际疾病分类》（International Classification of Diseases），简称 ICD-10；2014 年国际儿童尿控协会（International Children's Continence Society, ICCS）发布的《儿童和青少年下尿路功能术语标准》，简称 ICCS-2014。这三个机构发表的诊断标准略有不同。

（一）2013 年 APA 发布的 DSM-Ⅴ标准

1. 无论是无意识的、还是有意识的，反复的尿湿床铺或衣物情形。

2. 1 中的行为具有临床的显著性，表现为发生的频率为至少连续 3 个月,每周至少 2 次,或者导致了临床显著的压力或者是导致了社会生活、学习或其他重要功能方面的缺陷。

3. 年龄超过 5 岁(或者发育年龄达到 5 岁)。

4. 除外药物(如利尿剂、抗精神病药物)或者其他疾病(如糖尿病、脊柱裂、癫痫发作)状况。

诊断进一步分为:夜间型:遗尿仅发生在夜间睡眠期间;白昼型:遗尿发生在觉醒时间内;昼夜型:上述两种的组合。

遗尿症的亚型:

1. 夜间型 又称单症状型夜遗尿,是最常见的一种亚型,是指仅发生在夜间睡眠期间的遗尿,典型的发生在前 1/3 夜。

2. 白昼型 不存在夜间的遗尿,有时候又叫做尿失禁,这一亚型可以进一步被分为两种:

(1) 急迫性尿失禁(urge incontinence):即有突发的急迫症状和逼尿肌不稳定。

(2) 排尿延迟(voiding postponement):即在尿急的情况下,下意识的推迟排尿直至失禁。

3. 昼夜型 又称非单症状型夜遗尿。

遗尿症还可以分为原发性和继发性:

1. 原发性遗尿症 是指从未建立排尿控制,发病年龄为 5 岁及以上者。

2. 继发性遗尿症 是指排尿控制建立一段时间以后发生的障碍,可以发生在任何时间,最常见的发病年龄为 5~8 岁。

(二)1992 年 WHO 发布的 ICD-10 标准

非器质性夜遗尿(nonorganic enuresis)是一种相对于儿童的心理年龄不正常的每天或每晚不自觉的排尿行为,并且不是由于任何神经系统疾病、癫痫发作或者任何尿路结构异常所导致的膀胱控制障碍造成的。夜遗尿可能从出生开始就存在(即婴儿正常尿失禁的异常延伸),也可以发生在已经获得膀胱控制之后的时期出现。后者即为继发型夜遗尿,通常其发病年龄为 5~7 岁。夜遗尿可能由单一症状构成,也可能与广发的情绪或行为障碍相关,后者的这种相关性的机制尚不明确。情绪上的问题可能继发于夜遗尿造成的痛苦和耻辱感,而夜遗尿也可能构成其他一些精神疾病的一部分,或者相关的致病因素导致夜遗尿和情绪/行为障碍同时发生。

(三) 2014 年国际儿童尿控协会发布的 ICCS-2014 标准

1. 遗尿症的定义　遗尿症是指发生在睡眠期间的一种间歇性尿失禁的症状和状况。尿失禁可以分为持续性失禁和间歇性尿失禁,而间歇性尿失禁又分为白昼尿失禁(day-time incontinence)和夜遗尿(enuresis)。夜遗尿又分为单症状型和非单症状型,这两种又都可以分为原发型和继发型。

2. 遗尿症的诊断标准　使用 DSM-V 和 ICD-10 的定义,发生遗尿的年龄在 5 岁以上(即≥5 岁),持续时间至少 3 个月,发生频率为每个月至少 1 次。使用 DSM-V 和 ICD-10 规定的诊断标准,夜遗尿和白天的尿失禁如果每个月发作 1 次,且每 3 个月至少发生 3 次,则具有临床意义。ICCS-10 还提出以每周发生超过 4 次,或少于 4 次来区分夜遗尿的显著意义。

3. 遗尿症的分型　大量证据表明并发下尿路功能障碍的夜遗尿患儿在临床上、治疗上和病理上都明显区别于没有白天症状的患儿。没有其他下尿路症状(夜尿除外)的夜遗尿和没有膀胱功能障碍的夜遗尿被定义为**单症状型夜遗尿**。如果具有其他下尿路症状则称为**非单症状型**。这种分型非常重要,并且是基于当前的临床情况。在非单症状型夜遗尿的患儿,下尿路功能障碍的类型需要描述出来,因为这些信息可以影响治疗和数据的重复性。一旦患儿白天的下尿路症状缓解,夜遗尿就从非单症状型转变为单症状型夜遗尿。如果夜遗尿根据其病程再细分,干床期大于 6 个月者称为**继发型夜遗尿**,否则称为**原发型夜遗尿**。

(四) 2014 年中国儿童遗尿疾病管理协作组发布"中国儿童单症状性夜遗尿疾病管理专家共识"的诊断标准

儿童夜遗尿是指年龄≥5 岁儿童平均每周至少 2 次夜间不自主排尿,并持续 3 个月以上。诊断要点包括:①患儿年龄≥5

岁(5 岁作为判断儿童夜遗尿的年龄标准虽带有一定主观性,但
其却反应了儿童排尿控制能力的发育程度);②患儿睡眠中不自
主排尿,每周≥2 次,并持续 3 个月以上(疲劳或临睡前饮水过
多而偶发遗尿的儿童不作病态);③对于大年龄儿童诊断标准可
适当放宽夜遗尿的次数。

二、遗尿症诊断标准比较及解读

不同组织发布的诊断标准解读不同,见表 1-1。

表 1-1　不同组织发布的夜遗尿症诊断标准比较

标准	内容
DSM-Ⅲ	5~6 岁的儿童每个月 2 次及以上的无意识的排尿或者 6 岁以上儿童每个月 1 次的无意识排尿
DSM-Ⅳ	在没有药物作用或继发因素的情况下,5 岁及以上年龄的儿童(或同等发育水平的儿童)有意识或无意识的尿床或尿湿衣物,并且达到连续 3 个月每周至少 2 次或者引起了临床显著的压力或社会学习或其他重要功能的障碍
DSM-V	定义同 DSMIV,增加亚型——单纯夜间遗尿:仅在夜间睡眠时间发作的遗尿
ICD-10	在排除了神经系统异常、癫痫及尿路结构异常的情况下,在不应该出现尿床的 7 岁以下的心理年龄,出现至少 3 个月,每个月至少 2 次无意识的夜间排尿,或者在 7 岁以上每月均至少出现 1 次无意识的夜间排尿
ICCS 2006	睡眠期间发生的间歇性尿失禁(离散量的漏尿)
NICE 2010	睡眠时无意识的尿床,没有固定的频率或者病理生理的改变
ICCS 2014	仅发生在睡眠期间的间歇性尿失禁(离散量的漏尿),发生频率与 ICD-10 和 DSM-V 相同。即年龄至少≥5 岁,1 个月至少发生一次,至少连续 3 个月,常见的尿频是每周 4 次,每周少于 4 次的尿频相对少见

续表

标准	内容
中国儿童单症状性夜遗尿疾病管理专家共识-2014	儿童夜遗尿是指年龄≥5岁儿童平均每周至少2次夜间不自主排尿,并持续3个月以上

(一) DSM-V 标准解读

反复的发生在白天或者晚上的尿湿床铺或衣物,通常都是无意识的。发生频率必须是至少3个月每周至少2次,或者是引起了有临床意义的痛苦感受或者是社会活动、学习或其他重要功能方面的损害。此外,发病年龄至少为5岁或者发育年龄相当于至少5岁,在该标准中,定义了3种亚类,分别是夜间型、昼夜型(包括急迫性尿失禁和排尿延迟亚型)及两者的结合型。此外,还可以分为原发型和继发型,而所有的分型必须排除了医疗条件或者药物(如利尿剂)作用所致。

(二) ICD-10 标准解读

白天和(或)晚上无意识的排尿,发作频率为在不应该出现尿床的7岁以下的心理年龄,出现至少3个月,每个月至少2次无意识的夜间排尿,或者在7岁以上每月均至少出现1次无意识的夜间排尿,通常诊断年龄要求至少为5岁。ICD的标准包含了一条明确的说明,就是遗尿症与膀胱控制掌握年龄的正常变异之间并没有明确的界限。

(三) ICCS-2014 标准解读

定义遗尿症(enuresis)为儿童5岁以后睡眠期间间歇性的尿湿。白天的尿湿不叫昼遗尿(diurnal enuresis),而叫做尿失禁(urinary incontinence)。ICCS认为便秘(constipation)和大便失禁(encopresis)可能是导致白天排尿问题的致病因素。ICCS的制定者现已避免使用"昼遗尿"这一词汇,而使用"尿失禁"代替。该定义还强调了"6个月"的时间分界来区别原发和继发性夜遗尿。原发性夜遗尿是指儿童保持干床的时间不足 6 个月或者从未干床。而继发性夜遗尿则是在维持干床至少 6 个月以后的复发。单症状型夜遗尿是指仅有睡眠期间的尿湿,而无日间症状。而非单症状型夜遗尿则是指儿童既有夜间遗尿,同时还有白天的排尿问题(如尿急和尿延迟)而非不恰当的排尿。另外还有一些白天的亚分类,包括急迫性尿失禁(urge incontinence)或者是膀胱过度活动(over active bladder),甚至是"咯咯"尿失禁("giggle" incontinence)等。

四个组织发布的遗尿症诊断标准的共同点是认为诊断年龄在 5 岁以上,以及不恰当的排尿。并且这四个标准都区分了白天和夜间的问题。而 DSM 和 ICCS 单独讨论了原发型和继发型夜遗尿。ICCS 对排便功能障碍与日间遗尿的关联也是首次提出。实际上,经验数据表明白天不恰当的尿湿(ICCS 命名为尿失禁)与粪便嵌塞造成对膀胱的压力有关。DSM 标准对频率的定义更明确(每周至少 2 次),而 ICD 和 ICCS 则仅分别模糊的使用"多次"(several times)和"间歇性"(intermittent)的描述,可能会造成一些混淆。ICD 声明"遗尿作为异常还是膀胱控制的正常年龄变异没有明确的划分界限",这句话需要临床医生在做出诊断时加以考虑。这些机构之间会相互影响(尤其是 DSM 和 ICD),可能未来会有更统一的认知。目前在美国应用最多的是 DSM-5 标准,大部分美国发表的研究更可能适用符合 DSM 疾病分类学的参与者。而"中国儿童单症状性夜遗尿疾病管理专家共识"更符合我国国情,是诊治中国儿童单症状性夜遗尿的标准,但有待于实践完善。

(党西强 曹 艳)

第二节 相 关 术 语

由于我国遗尿症的研究起步相对较晚,国内尚缺乏统一、规范的术语,为此,《中国儿童单症状性夜遗尿疾病管理专家共识》对各种术语进行了统一的规范和定义。

一、夜遗尿

夜遗尿(nocturnal enuresis,NE)是指≥5岁儿童平均每周至少2次夜间不自主排尿,并持续3个月以上。

二、单症状性夜遗尿

单症状性夜遗尿(monosymptomatic enuresis,MNE)是指患儿仅有夜间遗尿,不伴有日间下尿路症状。

三、非单症状性夜遗尿

非单症状性夜遗尿(non-monosymptomatic enuresis,NMNE)也称复杂性遗尿症,是指除夜间尿床外,日间伴有下泌尿系统症状(如膀胱激惹症状、尿失禁、排尿延迟等),常为继发于泌尿系统或神经系统疾病。

四、原发性遗尿症

原发性遗尿症(primary nocturnal enuresis,PNE)是指自幼遗尿,没有6个月以上的不尿床期,并除外器质性疾病。

五、继发性遗尿症

继发性遗尿症(secondary nocturnal enuresis,SNE)是指之前已经有长达6个月或更长不尿床期后又再次出现尿床。多由于精神创伤或行为问题所致,这种情况为间歇性一过性遗尿,还有继发于膀胱或器质性病变,如某些导致尿量增多的全身疾病亦可引起遗尿:慢性肾衰、尿崩症、肾小管疾病、糖尿病、泌尿道感染、大脑发育不全、脊髓膜膨出症等;某些局部异常刺激如包茎、包皮龟头炎、外阴炎、肠寄生虫、便秘或不良习惯等因素亦可引起遗尿。

六、夜间多尿

夜间多尿（nocturnal polyuria，NP）是指夜间尿量超过同年龄段儿童预期膀胱容量的 130%。

七、膀胱过度活动症

膀胱过度活动症（overactive bladder，OAB）是指一种以尿急症状为特征的症候群，可伴或不伴有急迫性尿失禁。

八、预期膀胱容量

膀胱容量是指白天膀胱充盈至最大耐受程度时的膀胱充盈量。EBC 计算公式为［30+（年龄 ×30）］，单位 ml（表 1-2）。

表 1-2　不同年龄预计膀胱容量、最大排尿量及夜间总尿量正常参考值

年龄（岁）	预计膀胱容量（EBC,ml）	日间最大排尿量 MVV(ml)[1] 低于所示数值（即 EBC 的 65%）提示膀胱容量偏小	夜间总尿量 TVV(ml)[2] 高于所示数值（即 EBC 的 130%）提示夜间多尿
5	180	117	234
6	210	137	273
7	240	156	312
8	270	176	351
9	300	195	390
10	330	215	429
11	360	234	468
12~18	390	254	507

注：1）MVV 的测量（早晨第 1 次排尿除外）至少需进行 3~4d；周末或假日是理想的时间。日间发生的任何漏尿和液体摄入量均应被记录。液体摄入量与治疗／建议的相关性尚未得到证实，但应记录以确保日记的最大可用性；2）TVV 的测量须将早晨第 1 次排尿量与夜间排尿量（包括尿布增重）相加以计算夜间产生的尿量

九、最大排尿量

最大排尿量(maximum bladder volume，MVV)是指 24 小时内出现的单次最大排尿量(早晨第 1 次排尿除外)，该排尿量需在膀胱日记中保持记录超过 3~4 天(表 1-2)。

十、膀胱功能障碍

膀胱功能障碍主要指功能性膀胱容量(FBC)减少、逼尿肌不稳定和尿道梗阻致逼尿肌过度收缩。功能性膀胱容量是指白天膀胱充盈至最大耐受程度时的膀胱充盈量，相当一部分患儿功能性膀胱容量较正常儿童减少。逼尿肌不稳定是指在膀胱充盈过程中发生无抑制性收缩，逼尿肌不稳定本身可导致功能性膀胱容量减少。此类患者常伴有白天尿频、尿急症状，甚至有湿裤现象。对去氨加压素(DDAVP)治疗反应欠佳，对一些顽固性遗尿，尤其应警惕有无后尿道梗阻。

神经性膀胱是排尿时括约肌和逼尿肌不协调，日间出现尿频，夜间膀胱不稳定收缩，膀胱容量少而导致遗尿。常见的是进行不适当或不合适的大小便训练，会逐渐损害孩子尝试膀胱控制的能力，而训练不当的心理压力出现在幼儿期会损害儿童建立膀胱控制的能力。

十一、漏尿

漏尿多指白天不知不觉将尿液排出体外，临床常见内裤尿渍或浸湿。

为避免概念的混乱，本书中提到的遗尿症均指原发性单症状性夜遗尿症。

(党西强　曹艳)

参考文献

1. American Psychiatric Association. Diagnostic and statistical manual of

mental disorders (5th ed., Text Revision). Washington, DC: 2013

2. World Health Organization. The ICD-10 classification of mental and behavioural disorders: Clinical descriptions and diagnostic guidelines. Geneva: World Health Organization, 1992

3. Austin PF, Bauer SB, Bower W, et al. The standardization of terminology of lower urinary tract function in children and adolescents: update report from the Standardization Committee of the International Children's Continence Society. J Urol, 2014, 191 (6): 1863

4. 沈茜, 刘小梅, 姚勇, 等. 中国儿童单症状性夜遗尿疾病管理专家共识. 临床儿科杂志, 2014, 10, 970

5. American Psychiatric Association. Diagnostic and statistical manual of mental disorders (3rd ed., Text Revision). Washington, DC. 1980

6. American Psychiatric Association. Diagnostic and statistical manual of mental disorders (4th ed. Text Revision). Washington, DC. 2000

7. Neveus T, von Gontard A. Hoebeke P, et al. The standardization of terminology of lower urinary tract function in children and adolescents: report from the Standardisation Committee of the International Children's Continence Society. J Urol, 2006, 176 (1): 314

8. National Institute for Health and Clinical Excellence. NICE Clinical Guideline. Nocturnal enuresis: the management of bedwetting in children and young people. London: 2010

第三节 流行病学研究

儿童夜遗尿症为儿童期常见的发育性健康问题,据估计目前全球有超过五千万的儿童和青少年受累。在各个历史时期及世界各国均有发生,我国早在战国时期的《素问·宣明五气论》中就有关于遗尿的记载:"膀胱不约为遗溺"。儿童遗尿症总体发生率缺乏统一的数据,由于各个国家地区采取的研究方法和纳入年龄段不同而致报道发生率也不同,为3.5%~30%,受年龄、性别、地域、社会经济条件、父母教育水平等的影响。

一、年龄

不同年龄阶段的儿童及青少年,遗尿的发生率不同,5~6岁发病率最高,以后随着年龄增加和夜间尿控能力的成熟发病率逐渐降低,部分可持续到成年期。5岁时遗尿发生率为15%~20%,6岁为13%,我国南宁的资料显示5~6岁最高,为32.9%;美国1995年资料显示5岁为33.0%,17岁降为0.7%;7岁为10%,8岁为7%,10岁为5%,12~14岁为2~3%,15岁为1%~2%,在较大年龄的孩子中每年有15%的自发缓解率。也有文献报道,8岁时发病率为最高,8岁后随着年龄的增加发病率逐渐下降,15岁以后至成年期降至1%~2%。

二、家族史

遗尿具有明显的遗传倾向。有近半数的遗尿症患者具有一级或者二级亲属发病的阳性家族史。研究发现,遗尿的患者与正常对照组相比较,48.5%的孩子有阳性家族史,而正常的儿童组只有19.4%的具有阳性家族史;无家族史的孩子发生遗尿的可能性为15%,而父母一方患有遗尿的家长所生的孩子,发生遗尿的概率大大增加,可达44%;另一项研究显示22.87%的患者有家族史,南非的资料显示家族史的遗尿患者占50.5%。埃及的资料显示,有家族史的占84.7%。研究发现,如果双亲中的一人有遗尿症病史,则其子女发生遗尿症的风险增加5~7倍,如果双亲均有遗尿症病史,则其子女发生遗尿症的风险是正常家庭的11.3倍。Von Gontard等认为8q、12q和13q与遗尿的遗传倾向相关。

三、性别

遗尿的发生具有性别差异。男孩发病是女孩的2倍,已知夜间尿控能力的发育是儿童发育的重要里程碑,由于性别差异,男孩子要比女孩经历更长的发育延迟,包括大脑发育的成熟。研究数据显示,男孩与女孩的发病比例约为 1.4~3∶1,这种差异在青春期开始变模糊。也有文献认为在所有年龄段,男孩发病率均高于女孩。

四、国家和地区

在不同的国家和地区,遗尿症具体的发病率有所不同,这与地域以及研究纳入时的标准有关。国内报道各地略有差别,总体发病率在 4%~10%,具有城乡差异,城市发生率低于农村。2003 年李杰等对山东滕州 6~16 岁儿童调查结果显示,遗尿症的患病率为 9.13%,其中城市为 8.7%,农村为 9.89%;2006 年对河南省 7 个地级市 5~18 岁儿童和青少年进行现况调查发现,总体患病率为 4.07%,其中 5 岁患病率为 18.3%,12 岁降为 1.72%,13 岁时降为 1.21%,15 岁后稳定于 1% 左右。2010 年深圳盐田区 5~16 岁儿童发病率为 8.1%;2011 年温州地区 6~11 岁发病率为 4.6%;2017 年中山市发病率为 10.3%;2015 年广西南宁报道 5~6 岁遗尿发生率达 32.9%~27%,高于其他各地的报道,这与其选择的年龄段为 5~6 岁有关(表 1-3)。

表 1-3 不同文献报道国内遗尿症的发病率(国内)

地域	发病率	发表年份	调查人数(人)	年龄段(岁)
湖南	2.31%	1995	8644	4~16
山东	9.13%	2001	14 862	6~16
台湾	5.5%	2002	7225	6~12
河南	4.07%	2006	10 383	5~18
深圳	8.1%	2010	1250	5~16
温州	4.6%	2011	6147	6~11
南宁	32.9%~27%	2015	1393	5~6
中山	10.3%	2017	6625	6~13

国外的数据显示,遗尿症发病率在 3.9%~18%,针对低年龄组的数据比较差别较大,大部分国家数据与我国发病率一致,在 10%~33%,但有少部分国家如荷兰 5~7 岁孩子的发病率在 6%,明显较低。英国 7.5 岁孩子的发病率在 12.8%,与国内及其他国家数据相比有不同。美国对 5~17 岁的 10 960 例儿童进行调查发现,儿童夜遗尿症总患病率为 10.63%,5 岁为33.0%,5 岁降为 15.0%,17 岁降为 0.7%。Spee-val 等对荷兰 5~7岁 7931 例儿童进行调查发现,儿童夜遗尿症总患病率为 6%,5~6 岁年龄组为 7%,13~15 岁年龄组降为 1%。在亚洲,对韩国7~12 岁的 12 570 例儿童调查发现,儿童夜遗尿症总患病率为10.6%,7 岁为 20.4%,12 岁降为 5.6%。Cher 等对台湾 6~12 岁7225 例儿童进行调查发现,儿童夜遗尿症的总发病率为 5.5%,7 岁为 9.27%。日本为 5.9%;南非发病率为 14.4%~16%,男比女 2∶1,家族史 50.5%,15.8% 合并便秘;黎巴嫩为 1.25% 有日间遗尿,1.5% 有夜遗尿,MNE 有 5.3%,男比女 1.4∶1;伊朗为6.8%~7%,0.5% 有日间遗尿,年龄、性别、父亲有遗尿症为原发性遗尿的预测指标;土耳其伊斯坦布尔为 12.4%,发生率与年龄、父亲教育水平、经济收入、家庭人数有关;也门为 17.2%,6~8岁为 31.5%,15 岁以上为 8.7%,原发遗尿占 76.1%;泰国夜遗尿为 3.9%,5 岁、7 岁、10 岁及 12 岁的发病率分别为 10%、5.3%、3%、1.2%(表 1-4)。

表 1-4　不同文献报道各国遗尿症的发病率(国外)

地域	发病率	发表年份	调查人数(人)	年龄段(岁)
美国	10.63%	1996	10 960	5~17
荷兰	6%	2001	7931	5~7
泰国	3.9%	2005	3453	5~15
英国	12.8%	2005	8151	7.5
日本	5.9%	2006	6917	7~12
伊朗	5.3%~7%	2006	3105	6~12

续表

地域	发病率	发表年份	调查人数（人）	年龄段（岁）
土耳其	12.4%~17.5%	2008	1760	—
安卡拉	9%	2010	14 060	小学
韩国	10.6%	2011	12 570	7~12
也门	17.2%	2011	656	6~15
南非	14.4%~16%	2012	3389	5~10
黎巴嫩	5.3%	2014	7270	5~18
埃及	18%	2017	4652	7~11

五、遗尿症存在自愈性

遗尿症患儿中有很大比例是可以自发缓解或自愈的,约占 14%~16%。通过纵向研究及出生队列研究证实了遗尿的自发缓解,Fergusson 在 1994 年对 1977 年出生的 1265 名新西兰儿童长达 15 年的纵向研究发现,NE 发生率 5 岁为 19%,10 岁降为 2.5%。Butler 等对同年出生的 13 971 名英国儿童从出生随访至 7.5 岁,发现 NE 发生率为 15%,其中多数每周夜间尿床次数≤1 次。Forsythe 在 1974 年报道 5~9 岁患儿的自愈率为 14%,10~14 岁为 16%,15~19 岁为 16%,最终 3%持续至成人。Swithinbank 在 1998 年报道,对 1176 例 11~12岁儿童 NU 自然病程随访 4 年,发现 NE 发生率从 4.7% 降为1.1%。

自发缓解的相关因素包括症状严重性、智能发育迟缓、膀胱功能成熟延缓、睡眠觉醒障碍、抗利尿激素分泌不足、遗传因素、应激、焦虑等。研究发现母乳喂养时间超过 5 个月的孩子自发缓解率高。Oguz U 等通过研究发现,遗尿的自愈年龄呈现家庭性,与家庭成员缓解年龄相关,有家族史的患者其自愈年龄更年长一些,自愈年龄和父母亲的教育程度无关。

六、社会经济条件

遗尿的发生与患者所处的社会经济条件存在相关性。贫困、农村、多个子女、相对拥挤的居住条件等,均与遗尿发生相关。多个研究表明,儿童及青少年所处的社会经济条件与遗尿发生率相关,经济条件较差的家庭,多个子女,相对拥挤的环境,易发生遗尿症。埃及的资料显示,尿路感染、蛲虫、便秘、咖啡因滥用,与 NME 相关。土耳其的资料显示,多个兄弟姐妹、深睡眠及暴力、问题较多的环境中的孩子易发 NME,与父母的教育水平、拥挤环境、社会经济水平等有关。

七、父母受教育水平

父母受教育的水平,与遗尿发生相关。伊朗的资料显示,母亲的教育程度与遗尿发生相关;土耳其的资料显示,遗尿发生与父亲的教育水平有关。

八、其他伴随症状

遗尿患者易伴随有便秘、睡眠障碍、注意力缺陷多动障碍(ADHD)、生长迟缓、脑发育延迟等,被认为与遗尿的发生相关,具体机制仍有待阐明。

(高春林)

参考文献

1. Kahraman A,Dursun H,Hatipoglu S,et al.Non-dipping phenomenon in children with monosymptomatic nocturnal enuresis.Pediatr Nephrol,2013,28 (7):1099
2. Butler RJ,Heron J.The prevalence of infrequent bedwetting and nocturnal enuresis in childhood. A large British cohort.Scand J Urol Nephrol,2008, 42:257
3. Kanaheswari Y.Epidemiology of childhood nocturnal enuresis in Malaysia. J Paediatr Child Health,2003,39:118

4. Yeung CK, Sreedhar B, Sihoe JD, et al.Differences in characteristics of nocturnal enuresis between children and adolescents：a critical appraisal from a large epidemiological study.BJU Int,2006,97:1069

5. Sarici H, Telli O, Ozgur BC, et al.Prevalence of nocturnal enuresis and its influence on quality of life in school-aged children.J Pediatr Urol,2016,12(3):159

6. Arena S, Patricolo M. Primary monosymptomatic nocturnal enuresis and associated factors in a referral continence clinic of Abu Dhabi.Pediatr Med Chir,2017,39(2):150

7. Safarinejad MR. Prevalence of nocturnal enuresis, risk factors, associated familial factors and urinary pathology among school children in Iran. J Pediatr Urol,2007,3:443

8. Shreeram S, He JP, Kalaydjian A, et al.Prevalence of enuresis and its association with attention-deficit/hyperactivity disorder among U.S. children：results from a nationally representative study. J Am Acad Child Adolesc Psychiatry,2009,48(1):35

9. Srinath S, Girimaji SC, Gururaj G, et al. Epidemiological study of child & adolescent psychiatric disorders in urban & rural areas of Bangalore India. Indian J Med Res,2005,122:67

10. 文建国,王庆伟,文建军,等.411例遗尿症儿童和青少年的家族史和家系分析.中华泌尿外科杂志,2007,28(5):316

11. Wen JG, Wang QW, Chen Y, et al. An epidemiological study of primary nocturnal enuresis in Chinese children and adolescents.Eur Urol,2006,49(6):1107

12. Fockema MW, Candy GP, Kruger D, et al.Enuresis in South African children：prevalence, associated factors and parental perception of treatment.BJU Int,2012,110(11 Pt C):E1114

13. Hamed A, Yousf F, Hussein MM.Prevalence of nocturnal enuresis and related risk factors in school-age children in Egypt：an epidemiological study.World J Urol,2017,35(3):459

14. 李杰,陈春云,丁钰,等.6~16岁儿童遗尿症流行病学调查.中国全科医学,2003,6(10):846

15. 文建国,王庆伟,文建军,等.儿童和青少年原发性夜遗尿症患病率现状和回顾性调查.中华小儿外科杂志,2007,28(11):583

16. 廖洪,周文艺,汪青,等.深圳市盐田区5~16岁儿童原发性遗尿症流行病学调查报告.岭南急诊医学杂志,2010,15(2):111

17. 林国模,李正然,潘晓,等.中山市6~13岁儿童遗尿症患病率及患病特征分析.中国医药导报,2017,14(3):109

18. 班彩霞,陈伟平,贝为武,等.南宁市5~6岁儿童遗尿症的流行病学调查.广西医学杂志,2015,37(6):840

19. 罗学荣,万国斌,苏林雁,等.湖南省4~16岁儿童功能性遗尿的流行病学调查.湖南医科大学学报,1995,20(3):223

20. Chapple C,Castro-Diaz D,Chuang YC,et al.Prevalence of Lower Urinary Tract Symptoms in China,Taiwan,and South Korea:Results from a Cross-Sectional,Population-Based Study. Adv Ther,2017,7

21. Cher TW,Lin GJ,Hsu KH. Prevalence of nocturnal enuresis and associated familial factors in primary school children in taiwan.J Urol,2002,168(3):1142

22. Byrd RS,Weitzman M,et al. Bed-wetting in US children:epidemiology and related behavior problems. Pediatrics,1996,98:414

23. Spee-van der Wekke J,Hirasing RA. Childhood nocturnal enuresis in The Netherlands. Urology,1998,51(6):1022

24. Kajiwara M,Inoue K,Kato M,et al. Nocturnal enuresis and overactive bladder in children:an epidemiological study.Int J Urol,2006,13(1):36

25. Chung JM,Lee SD,Kang DI,et al.Prevalence and associated factors of overactive bladder in Korean children 5-13 years old:a nationwide multicenter study. Urology,2009,73(1):63

26. Cakiroglu B,Tas T,Eyyupoglu SE,et al.The adverse influence of spina bifida occulta on the medical treatment outcome of primary monosymptomatic nocturnal enuresis. Arch Ital Urol Androl,2014,86(4):270

27. Merhi BA,Hammoud A,Ziade F,et al. Mono-symptomatic nocturnal enuresis in lebanese children:prevalence,relation with obesity,and psychological effect.Clin Med Insights Pediatr,2014,8:5

28. Safarinejad MR. Prevalence of nocturnal enuresis,risk factors,associated familial factors and urinary pathology among school children in Iran.J Pediatr Urol,2007,3(6):443

29. Azhir A,Frajzadegan Z,Adibi A,et al. An epidemiological study of enuresis

among primary school children in Isfahan, Iran.Saudi Med J, 2006, 27 (10): 1572

30. Gür E, Turhan P, Can G, et al.Enuresis: prevalence, risk factors and urinary pathology among school children in Istanbul, Turkey.Pediatr Int, 2004, 46 (1): 58

31. Ozkan S, Durukan E, Iseri E, et al.prevalence and risk factors of monosymptomatic nocturnal enuresis in Turkish children.Indian J Urol, 2010, 26 (2): 200

32. Ozden C, Ozdal OL, Altinova S, et al. Prevalence and associated factors of enuresis in Turkish children.Int Braz J Urol, 2007, 33 (2): 216

33. Yousef KA, Basaleem HO, bin Yahiya MT.Epidemiology of nocturnal enuresis in basic schoolchildren in Aden Governorate, Yemen.Saudi J Kidney Dis Transpl, 2011, 22 (1): 167

34. Hansakunachai T, Ruangdaraganon N, Udomsubpayakul U, et al. Epidemiology of enuresis among school-age children in Thailand.J Dev Behav Pediatr, 2005, 26 (5): 356

35. Naseri M, Hiradfar M. Monosymptomatic and non-monosymptomatic nocturnal enuresis: a clinical evaluation.Arch Iran Med, 2012, 15 (11): 702

36. Fergusson DM, Horwood LJ, Shannon FT.Factors related to the age of attainment of nocturnal bladder control: an 8-year longitudinal study. Pediatrics, 1986, 78 (5): 884

37. Butler RJ, Golding J, Northstone K, et al.Nocturnal enuresis at 7.5 years old: prevalence and analysis of clinical signs.BJU Int, 2005, 96 (3): 404

38. Butler RJ, Heron J. The prevalence of infrequent bedwetting and nocturnal enuresis in childhood. A large British cohort.Scand J Urol Nephrol, 2008, 42 (3): 257

39. Swithinbank LV, Brookes ST, Shepherd AM, et al.The natural history of urinary symptoms during adolescence, 1998, 81 Suppl 3: 90

40. Sancak EB, Oguz U, Aykac A, et al.The effect of breastfeeding on spontan resolution of monosymptomatic enuresis.Int Braz J Urol, 2016, 42 (3): 550

41. Oguz U, Aykac A, Demirelli E, et al.The Time of Spontaneous Resolution of Monosymptomatic Nocturnal Enuresis (MNE) Is Familial. Urol Int, 2015, 94 (4): 459

42. Rona RJ, Li L, Chinn S.Determinants of nocturnal enuresis in England and

Scotland in the 90s.Dev Med Child Neurol,1997,39(10):677

43. Costello EJ,Angold A,Burns BJ,et al.The Great Smoky Mountains Study of Youth. Goals,design,methods,and the prevalence of DSM-III-R disorders. Arch Gen Psychiatry,1996,53:1129

44. Costello EJ,Mustillo S,Erkanli A,et al. Prevalence and development of psychiatric disorders in childhood and adolescence. Arch Gen Psychiatry, 2003,60:837

45. Toktamis A,Demirel Y,Ozkan KU,et al.Prevalence and associated factors of day wetting and combined day and night wetting. Urol Int,2008,81(1): 54

46. Shreeram S,He JP,Kalaydjian A,et al.Prevalence of enuresis and its association with attention-deficit/hyperactivity disorder among U.S. children:results from a nationally representative study. J Am Acad Child Adolesc Psychiatry,2009,48(1):35

第二章

儿童夜遗尿症诊疗史

儿童夜遗尿症是儿科常见的临床问题,关于遗尿症的病因、发病机制的研究逐步深入,临床诊疗管理策略逐渐规范和完善,国际多个国家或专业学术组织已经制定了遗尿症的诊疗指南和共识。我国传统中医早在两千多年前就对小儿遗尿有所认识,在小儿夜遗尿诊疗方面已积累了非常丰富的实践经验。近些年来,应用中西医结合方法治疗夜遗尿症也取得了很好的疗效和成果。

第一节　中医诊疗史概述

一、中医对遗尿的认识

作为祖国医学的瑰宝,传统中医关于夜遗尿的认识最早见于《黄帝内经》,在古代文献中多称之"遗溺"、"溺"、"遗尿"、"遗"、"不禁"。是指小儿夜间或白天在睡眠中小便自遗、醒后方觉的一种病症,俗称"尿床"。中医遗尿诊疗是以"天人合一"的整体观念和阴阳五行为基础理论的"辨证论治"理论思想来指导临床实践,已形成较为完善的中医辨证论治理论体系。

关于夜遗尿的病因和发病机制的认识历代医家略有不同,病位常涉及膀胱、肾、肺、脾、肝、三焦诸脏腑,多认为遗尿乃脏腑虚损所致,其基本病机为"虚则遗溺","膀胱失约"。早在《黄帝内经》中《素问·灵兰秘典论》曰:"膀胱者,州都之官,津液藏焉,气化乃能出矣。"《素问·宣明五气》云:"膀胱不利为癃,不约为遗尿。"《素问·经脉别论篇》曰:"饮入于胃,游溢精气,上输于脾,脾气散精,上归于肺,通调水道,下输膀胱。"《灵枢经·本输》曰:"三焦者,太阳之别也,并太阳之正,入络膀胱,约下焦。实则闭癃,虚则遗溺。"各代诸医家也主要从肾与膀胱虚寒辨证论治治疗小儿遗尿。隋代巢元方等著《诸病源候论·小便病诸候·尿床候》指出:"夫人有于睡眠不觉尿出者,是其禀质阴气偏盛,阳气偏虚者,则膀胱肾气俱冷,不能温制于水,则小便多,或不禁而遗尿","肾主水,肾气下通于阴,小便者,水液之余也,膀胱为津液之腑,既冷气衰弱,不能约水,故遗尿也。"唐代《备急千金要方》及《外台秘要》中均已收载有关小儿遗尿的治疗方法,从所载方药来看,用药重在补肾固涩。金代刘完素的《素问玄机原病式·六气为病·淋》提到"遗尿不禁者为冷。"元代医家曾世荣编撰《活幼心书·卷中·明本论·五淋》:"遗溺者,乃心肾传送失度,小肠膀胱关键不能约束。有睡梦而遗者,有不知而遗者,皆是下元虚冷所致,亦因禀受阳气不足"。

明清时期,在肾气不足、膀胱失约的基础上又拓展了遗尿存在肺脾气虚与肝经郁热的病机特点。明代《保婴撮要》提出遗尿与脾肺有关"……脾肺气虚者,用补中益气汤加补骨脂、山茱萸"。《医灯续焰·肺痈脉证七十》云:"肺居最上,为诸气之总司,而通调水道,下输膀胱。遗尿小便数者,肺气虚冷,有失通调之职,所谓不能制下也。"清代《张氏医通·大小府门·小便不禁》云:"但原其不得宁寝,寝则遗溺。知肝虚火扰,而致魂梦不宁,疏泄失职。清代医学家尤在泾《金匮翼·小便不禁》则认为:"有肺脾气虚,不能约束,水道而病,为不禁者,金匮所谓上虚不制下也"。《张氏医通·大小府门·小便不禁》云:"但原其不得宁寝,寝则遗溺。知肝虚火扰,而致魂梦不宁,疏泄失职"。

明清以后,医家对本病的认识又有所发展,认识到小儿遗尿与发育未全有关。如《景岳全书·遗溺》记载:"梦中自遗者,惟幼稚多有之,俟其气壮而自固,或少出调理可愈,无足疑也。"其有小儿从幼不加检束而纵肆常遗者,此惯而无殚,志意之病也,当责其神,非药所及。"《类经·四时阴阳外内之应》记载:"恐则精却,故伤肾。凡猝然恐者多遗尿,甚则阳痿,是其征也。"指出了遗尿属于无形体损伤的精神意志类疾病的范畴,亦与情志有关。清代林佩琴在《类证治裁》中还提出注重小儿心志精神方面的调整,从"调补心肾"法治疗遗尿。这与现代医学研究遗尿是神经系统发育延迟的表现以及注重遗尿儿童身心发育的理念是一致的。

中医认识遗尿在辨脏腑病位病机的同时还注重辨虚实、寒热,明代《景岳全书·杂证谟·遗溺》提出:"古方书论小便不禁者,有属热属虚之辨。不知不禁之谓,乃以小水太利者为言,皆属虚寒,何有热证?若因热而小水频数,其证则淋沥点滴,不能禁止,而小水必不利,且或多痛涩,方是热证。若然,则自有淋浊门正治之法。盖此非遗失之谓也。倘以虚寒误认为热,而妄投泻火之药,无不殆矣。"清李用粹《证治汇补·遗尿》说:"遗尿……又有挟热者,因膀胱火邪妄动,水不得宁,故不禁而频来"。

综上可见,中医认为肾主闭藏司气化,膀胱有贮藏和排泄尿液的功能。遗尿一证,不仅与肾和膀胱相关,同时涉及肺、脾、肝、心、三焦等诸脏腑。现代中医多认为遗尿发生为先天禀赋不足,素体虚弱,肾气不足,下元虚寒不固;或因后天失于调养,肺脾气虚,气虚及肾,导致肾虚;或肝因湿热之邪蕴郁肝经,致肝失疏泄,或湿热下注,移热于膀胱,致膀胱开合失司而遗尿;或心肾不交,水火不济,心志不能下达于肾,肾虚不能主水,则膀胱不能固其水液;或久病累及于心神,诸多患儿沉睡不易唤醒、或唤醒后仍神智昏朦。

二、中医对遗尿的诊断

现代中医遗尿的诊断标准常用《中医儿科常见病诊疗指

南》(2012 版)：①5 岁以上小儿每周至少有 2 次不能从睡眠中醒来而反复发生无意识排尿行为，症状至少持续 3 个月；②3~5 岁的小儿若出现夜间无意识排尿行为，每周至少有 5 次症状，持续至少 3 个月，也可诊断为小儿遗尿症。并根据临床特点进行辨证分型又分为：下元虚寒、脾肾两虚、肺脾气虚、心肾不交四个证型。《中医儿科学》中小儿遗尿诊断要点：①小儿寐中频繁小便自出，醒后方觉，3~5 岁的小儿每周至少有 5 次，5 岁以上小儿每周至少有 2 次出现症状，持续 6 个月以上；②尿常规、尿细菌培养无异常。

　　古代中医除了根据临床病情诊断遗溺病症，也可通过切诊诊断判断病机。《黄帝内经·太素·五脏脉诊》中提到把脉诊作为遗尿的主要诊断方法，"微滑为遗溺"，并解释为阳气微盛，阴虚不禁，故为遗溺也。滑脉多主热证、食滞、痰饮，此处当指兼有热象的遗尿症。晋代《脉经·辨三部九候脉证》也提到了遗尿的脉象："脉来过寸入鱼际者，遗尿"，也是临床诊治的参考。晋朝《甲乙经·病形脉诊第二（下）》曰："滑甚为疝，微滑为遗溺"。

三、总结

　　小儿遗尿病在历代医籍中记载十分广泛，不仅涉及了发病的原因、病机和辩证要点，还囊括了诸多治疗方法，经过多年的医学实践，传统中医又得到了进一步的升华，认为遗尿症多系禀赋不足，致使肾气不足、下元不固、膀胱失约。另外脾肺气虚、心肾不交、肝经郁热等均可致遗尿。临床治疗一般多用补法，以温补肾阳、补益脾肺、固涩止遗的功能为主。中医药具有疗效好、痛苦少、整体改善体质、依从性好等优势。采用内服中药，外用针灸、穴位敷贴、推拿等综合治疗疗效更加显著。另外，中医养生理论对于改善小儿体质，促进身心发育，治疗遗尿也十分重要。然而，目前中医药在遗尿的治疗中尚存不足，如实验研究薄弱，缺少现代实验室研究证据，特别是缺乏对中药、经络从细胞、分子探索其作用机制的精准医学实验研究；缺乏适合儿童服用的中药新剂型和特定药物；临床缺少多中心、大样本、随机对照研究，仍未形成规范化辨证论治的方案等，这些问题都需要中医药学者在今后临床实践研究中得以完善。现代中医的发展趋势是将现代科技指标纳入中医理论体系，吸收现代科学技术实现多学科共融，弥补中医学微观、量化及准确性等方面的不足，在实践的基础上实现中医学的创新发展。

（刘小梅）

第二节　西医诊疗史概述

与传统中医注重临床实践研究不同，从20世纪起西医学者开始以科学试验技术为基础方法，对于儿童夜遗尿症的病因、发病机制和诊疗研究进行了大量的探索和研究，随着循证医学（evidence-based medicine）的产生和发展，研究者们更加重视客观的临床科学研究依据，对遗尿症的治疗方法效果评价也多采用随机对照试验（randomized controlled trials，RCT），在大量RCT资料的基础上，制定遗尿诊疗指南和管理策略，值得我们借鉴。

20世纪初医学学者重点放在对遗尿症器质性病因的探讨，认识到遗尿是糖尿病、泌尿系感染、腺样体异常等疾病的合并症，去除原发病部分遗尿症能够得到缓解，也有研究认为是生活训练不足所致。20世纪40~50年代将遗尿症病因分为躯体和精神心理两大因素，开始认识到遗尿与膀胱神经肌肉控制不稳定、环境因素、精神心理因素等有关。20世纪60~70年代提出膀胱容量下降、深度睡眠、尿量增多、遗传、过敏等因素也可能导致遗尿。研究发现儿童夜遗尿症儿童功能性膀胱容量相当于预期膀胱容量的70%，超声检查示膀胱壁增厚，30%~32%的NE儿童存在不可抑制的膀胱收缩。另外，部分NE患儿膀胱排空不完全、夜间膀胱储尿功能下降也是其发病的重要因素。随着尿流动力学检查技术在近二十年来的应用，逐步发现遗尿症患者存在功能膀胱容量减少、膀胱顺应性降低、逼尿肌过度活跃等异常现象,尤其对伴有神经源性膀胱、流出道梗阻等 NE 儿童有重要诊断价值。

　　20 世纪 80~90 年代开始有学者指出夜遗尿症可能与夜间抗利尿激素(ADH)分泌不足有关,夜间尿量增加是遗尿症发病的关键因素,ADH 夜间分泌增多,使夜间尿量减少 50%。1989年,Rittig S 等就发现遗尿症患者夜间血浆去氨加压素水平低于正常对照组,为夜遗尿症治疗方向带来新的突破。1998 年 Aikawa T 等的研究进一步表明夜遗尿症患儿可能存在精氨酸加压素(AVP)分泌不足,以及对由液体负荷导致的尿液渗透压降低反应减弱。夜间多尿可能继发于抗利尿激素(ADH)分泌昼夜节律的改变,以此为基础之后陆续有研究报道去氨加压素适用于夜尿增多、膀胱充盈功能正常的患儿。分子生物学研究还发现遗尿症患儿存在尿量和功能性膀胱容量的昼夜节律紊乱,这与肾脏、膀胱存在数个被昼夜节律生物钟控制的基因有关。

　　此外,与正常儿童比较,夜遗尿症儿童往往具有较低的唤醒率,睡眠觉醒障碍可能为夜遗尿的原因之一。1991 年 Weider DJ 等的研究发现阻塞性睡眠呼吸暂停综合征(obstructive sleep apnoea syndrome,OSAS)与遗尿的发生有关。他们发现,在进行腺样体扁桃体切除术或鼻腔内局部糖皮质激素治疗后,OSAS 患儿遗尿发生的频率明显减少甚至遗尿症状完全消失。还有研究发现夜遗尿症儿童存在睡眠结构异常,匹兹堡睡眠质量指数(PSQI)低于正常儿童。

　　1947 年,Cohen 发现遗尿症具有家族性发病的特征,随即学者开始关于遗尿症遗传特征的研究。Bakwin 研究揭示了无遗尿家族史儿童 NE 的发病率为 15%,单亲或双亲有遗尿史的儿童发病率分别为 44% 和 77%。自 1995 年来相继报道 ENUR1(13q 13q13-q14.3)、ENUR2(12q)、ENUR3(22p11)和 ENUR4(8q)4 个 NE 相关基因位点。1996 年 Bakwin H 等的研究显示,同卵双胞胎出现遗尿的一致率(68%)明显高于异卵双胞胎(36%),如父母中一人有遗尿症状,则孩子出现遗尿的概率为 43%,若父母均有遗尿症状,那么孩子发生遗尿的概率高达 77%。显示遗尿具有遗传易感性。

近十年来 Amany 等研究指出 ADH 昼夜节律异常可能与 22 号染色体相关。Chang、Balat 等发现原发性夜遗尿症可能与编码 5 羟色胺 2A 受体和一氧化氮合酶受体的基因多态性有关。2001 年 von Gontard 等在基因连锁分析中将一些基因位点定位于第 12、13 及 22 号染色体。一些罕见病例,如肾源性尿崩症也会引起遗尿,它的致病分子包括后叶加压素 2 受体(V2R)、水通道蛋白 2(AQP2)、精氨酸加压素运载蛋白Ⅱ、Wolfram 综合征基因 1(WFS1),这些致病分子为遗尿症病理生理和治疗研究提供了新视野。

20 世纪 20 年代以前,遗尿症多采用基本建议(建立良好生活习惯、去除原发病等)、药物(内分泌制剂、镇静催眠药和颠茄)、手术治疗等。20 世纪 50 年代治疗主要集中于心理治疗,膀胱训练,包括颠茄、麻黄碱、苯巴比妥、苯丙胺等药物治疗。1960 年人工合成的抗利尿激素类似物去氨加压素,逐步开始用于临床中枢性尿崩症、原发性遗尿症的治疗。20 世纪 80 年代,治疗转为姑息疗法(等待自然缓解),强调行为疗法的重要性,推荐三环类抗抑郁药治疗遗尿。丙咪嗪作为一种三环类抗抑郁药治疗遗尿的机制可能是通过轻微的抗胆碱能效果以增加膀胱容积,同时通过激活去甲肾上腺素能受体而抑制逼尿肌收缩,其亦有中枢性抗利尿作用。研发了报警器装置用于遗尿患者觉醒训练。20 世纪 90 年代去氨加压素得到广泛应用,出现了片剂、鼻用精氨酸加压素等不同剂型。报警器在西方国家开始推荐应用,1995 年 Monda JM 等进行了关于遗尿药物治疗和报警器治疗的随机对照研究,将原发性遗尿患儿随机分为 4 组:观察组、丙咪嗪组、去氨加压素组及遗尿报警器组,每种干预措施都在观察期内提高了尿控率,但遗尿报警器组的疗效更能长久维持。报警器因其较高的成功率及干床的持久性而开始被作为遗尿症的一线治疗。进入 21 世纪,国际尿失禁咨询委员会及多个国家地区

制定了儿童夜遗尿诊疗指南或专家共识,已把去氨加压素列为
Ⅰ级 A 等推荐治疗药物,尿湿报警器作为治疗遗尿的Ⅰ级 A 等
治疗方法,并详细制定了遗尿病情评估和治疗的流程与策略,指
导临床诊疗更加规范。

(刘小梅)

第三节　科研及诊疗管理工作情况

自 20 世纪 50 年代开始,儿童遗尿问题逐渐引起我国医学
界的注意,陆续有临床治疗儿童遗尿的文献记录。随着经济的
发展和人们对儿童身心健康发育的关注,儿童遗尿症诊疗越来
越得到医学工作者的重视。尤其是近十年来,国内的学者在各
地针对遗尿症的流行病调查、病因、发病机制以及临床诊疗等方
面陆续进行了大量临床和科研工作,成立了儿童遗尿诊疗工作
组,研究适合国情的遗尿诊疗规范,在各地进行遗尿诊疗培训和
健康宣教的工作,取得了显著成效。

一、遗尿流行病学调查工作

不同时间、不同地区遗尿患病率略有不同,考虑与所定义
的遗尿患儿的年龄和不同地区人口特点及生活环境等有关。
1995 年一项对湖南省 4~16 岁共 8644 名儿童功能性遗尿流行
病学调查的结果显示,遗尿总患病率为 2.31%,其中 37.5% 的
遗尿症合并有其他精神卫生问题。2003 年 7 月 ~2004 年 12 月
的一项针对河南省 7 个城市管辖区中小学的 5~18 岁儿童和青
少年进行的遗尿症流行病学调查,11 799 人中遗尿总体患病率
为 4.07%。2005 年香港学者进行的一项 16 512 名 5~19 岁儿童
和青少年的调查研究,以每 3 个月至少有一次以上尿床为定义
遗尿症标准,总体有 3% 的患病率,其中有 20.7% 的患儿存在日
间尿频等排尿异常症状,5 岁儿童超过 15% 的患病率,有 2% 的
患儿遗尿持续到 18 岁以上。2010 年,对深圳市盐田区 1250 名

5~16 岁儿童进行遗尿症流行病学调查,原发性遗尿症发生率为
8.1%。2017 年由中国遗尿诊疗管理专家协作组组织的涉及全
国 25 个省市自治区的遗尿流行病学调查,结果显示 5 岁患病
率为 15.2%,7 岁患病率为 8.2%,16~18 岁患病率仍有 1.7%,有
35.7% 的家长会因为尿床而责骂孩子,但是仅有 18% 的家长会
带孩子就医,而推荐治疗遗尿症一线药物去氨加压素的用药率
仅占 4%。提示国内遗尿症也有很高的患病率,应被广泛重视
和规范诊疗。

二、遗尿病因机制方面研究工作情况

(一) 遗传学研究

大量研究显示夜遗尿症具有遗传倾向。杨保胜早在 1988
年就开始了小规模针对遗尿患儿家系的研究,对 4 个遗尿症家
系进行了遗传异质性和时间遗传学分析,提出有从性显性遗
传,考虑遗尿为遗传异质性,多种遗传方式并存,且遗尿缓解年
龄也相似。1990 年卢焰山对遗传性遗尿症的 5 例家系研究结
果显示遗尿是常染色体显性遗传,但部分为常染色体隐性遗
传。2007 年文建国对 411 例遗尿患儿进行家系研究显示,60 例
(14.6%) 符合常染色体显性遗传,其中 13 例为高外显率,47 例
为低外显率,6 例 (1.5%) 符合常染色体隐性遗传,345 例 (83.9%)
为散发,提示遗尿症的遗传模式为多种遗传方式共存,有遗尿家
族史的儿童患有遗尿症的概率高,且自愈力低,多表现为重症遗
尿症,伴有白天排尿异常。父亲患有遗尿比母亲更容易遗传给
下一代,需要早期加以训练并给予更多关注。

同时,有学者对遗尿患儿进行遗传率的研究。2000 年一项
对遗尿先证者的遗尿家族史进行调查,结果显示散发的夜遗尿
症的遗传率为 55.24% ± 7.07%,提示散发型的遗尿症应为复杂
的多基因遗传病。2006 年浙江的一项对 481 例原发性遗尿症
患儿的分析研究显示,32.22% 的患儿有阳性家族史。

随着科技的发展,人们开始研究遗尿症的确切基因,我国

近些年也开始对遗传基因位点进行研究。由于发现一部分夜遗尿患儿合并 ADHD,而 DRD4 基因突变是 ADHD 遗传研究的热点,2008 年戴晓梅研究发现 DRD4 基因 -616 位点由 C 到 G 的转换可能影响 DRD4 基因的诱导和转录,使 DRD4 蛋白表达减低,多巴胺代谢通路异常,睡眠觉醒障碍,引起夜间遗尿。目前人们正着重分析遗尿基因型和表型之间的具体联系。

(二)抗利尿激素节律研究

抗利尿激素(ADH)夜间分泌高峰的下降、分泌节律的消失,以及水通道蛋白对 ADH 的敏感性下降均可引起患儿夜尿量增加,导致遗尿。国内对抗利尿激素研究最早于 1937 年开始应用放免法测定,2002 年首次由刘亚兰测定广州地区遗尿症发作与 ADH 分泌不足有关,也测定了血和尿渗透压,白天及夜晚均无差异,此次测定的为凌晨 1 点的尿。2007 年,杨宇真进行了遗尿患儿血渗透压、晨尿渗透压及白天 3pm 尿渗透压的研究,结果显示遗尿症患儿夜间尿渗透压减低。操红缨对治疗遗尿症的常用中药制剂缩泉丸的药理机制研究发现,缩泉丸可以调节 AQP-2 在肾脏的表达与分布,从水平衡调节的角度阐述了缩泉丸的作用机制。

(三)睡眠觉醒与神经发育相关研究

2006 年,吕麟亚研究显示遗尿儿童骶神经兴奋性降低,传导速度减慢,上行通路特别是中枢传导功能不良、阻滞可能是导致患儿觉醒障碍的重要原因,是遗尿症的重要病理生理改变之一。2008 年谢庆玲研究显示,学龄前及学龄儿童睡眠相关性遗尿发生有较高的报告率,对有夜间睡眠打鼾持续不愈的遗尿事件儿童应该注意除外睡眠呼吸障碍,睡眠打鼾尤其是伴有呼吸暂停的打鼾影响儿童的睡眠质量,低氧血症和深睡眠状态降低觉醒反应或片段睡眠加重遗尿出现。2014 年,冯军坛回顾 97 例遗尿患儿脑电图检查显示脑电图异常率为 10.3%,放电可能和年龄相关,年龄增长,放电减少,可能和脑发育不成熟有关。关于睡眠觉醒的研究已从简单的睡眠分期延伸到脑部功能区定位和信号转导。2016年,江凯华应用磁共振比率低频振幅技术研究显示,遗尿症患儿采用比率低频振值低于正常儿童,分别位于小脑(控制排尿的定时功能)、左侧前额叶(注意执行控制)、右侧颞叶和枕叶(记忆力区)。结果提示患儿遗尿症状与小脑受损有关,定时功能受损,控制排尿的末梢神经元没有激活,导致遗尿,小脑与下丘脑有神经纤维联系,从而影响了抗利尿激素产生,小脑和左侧前额叶功能异常使其注意力下降,而遗尿症记忆力障碍可能与右侧颞叶、枕叶损伤有一定联系。2017年丁立对遗尿症与正常儿童各20例,采用事件相关电位(ERP)注意持续性操作测试(CPT)任务进行研究显示,遗尿症儿童信息加工速度、注意冲突监测功能存在受损,引起注意缺陷,从而导致睡眠觉醒功能及排尿控制功能缺陷。

(四)膀胱与盆底肌功能研究

1998年,张忠平研究显示在治疗无效的顽固性遗尿儿童中测定膀胱容量发现较正常对照组明显减少。这些儿童在膀胱充盈过程中还发生无抑制性逼尿肌压力增高导致逼尿肌过度收缩,促使夜间遗尿。2002年何大维研究遗尿患儿提示逼尿肌不稳定收缩是遗尿发生的主要原因,盆底肌肉与逼尿肌的协同失调可能是原因之一,膀胱容量下降占36.5%,是逼尿肌不稳定收缩所致的遗尿结果而不是原因。2005年,杨合英等研究发现13.4%的患儿存在功能性膀胱容量减小,复杂性遗尿患儿中有效膀胱容量下降比率更高。

(五)心理和环境因素等方面研究

1995年罗学荣对湖南省4~16岁儿童功能性遗尿进行流行病学调查显示37.5%的患儿合并有其他精神卫生问题,遗尿症患儿母亲的心情、出生时损伤等均可能与患儿中枢神经发育相关。2011~2014年北京儿童医院遗尿专业组对门诊就诊的202例遗尿患儿进行心理行为评估研究,发现遗尿症患儿存在较为特殊的气质和心理特征,39.6%的患儿存在焦虑和(或)抑郁情绪障碍,整体自我意识水平低,更易出现一些心理行为健康问题,而家庭环境是遗尿症患儿心理行为的重要影响因素之一,提示轻松愉快的家庭氛围有利于患儿的身心健康。

三、国内遗尿诊疗研究工作情况

(一)药物治疗研究

去氨加压素为治疗遗尿症的一线推荐用药,近十年来已在国内广泛开展临床治疗研究。2001年蒋俊进行的遗尿症分组研究显示去氨加压素(DDAVP)疗效优于中药、盐酸丙咪嗪组,总有效率达72.4%。2003年吕麟亚根据遗尿患儿各自不同的病理生理改变特点,制定不同治疗方案与常规使用DDAVP+奥昔布宁口服对比显示,早期两组疗效无差异,随访时间越长,差异越显著,提示个体化治疗的重要性。2006年,汪庆玲进行前瞻性随机对照研究生物反馈和口服醋酸去氨加压素治疗儿童原发性遗尿症的疗效,生物反馈治疗在4个月内的总有效率高于DDAVP,值得在儿童夜遗尿症患儿中开展使用。2008年,刘亚兰对977例重型遗尿患儿进行分组研究显示去氨加压素组联合应用阿米替林、奥昔布宁疗效明显增加。

(二)其他治疗研究

2008年上海儿童医学中心马骏用尿湿报警器+心理干预观察儿童原发性夜间遗尿症的临床远期疗效,结果显示应用生理心理治疗可较快发展患儿的夜间排尿控制能力,亦可增大患儿膀胱容量,远期疗效较好。2014年深圳市人民医院叶丽芹对原发性夜间遗尿症患儿实行家庭参与式行为疗法(包括饮食生活习惯调整、唤醒治疗、膀胱训练等)也取得一定疗效。2015年北京儿童医院刘小梅进行了原发性遗尿症临床治疗对照研究,显示报警器与去氨加压素治疗疗效相近,疗效及依从性好于人工唤醒组和闹钟组;复旦大学附属儿科医院郭维使用报警器疗法对小于该年龄相应预计膀胱容量遗尿儿童效果更好,值得临床推广;2014年《骶神经调节术临床应用中国专家共识》提出骶神经调节术可调节异常的骶神经反射弧,进而影响并调节膀胱、尿道、肛门括约肌、盆底等骶神经支配靶器官的功能，已在临床应用治疗遗尿症。

四、国内关于遗尿诊疗管理工作情况

为使遗尿症患儿得到专业的诊疗指导，20 世纪 90 年代和 21 世纪初，国内各大医院陆续开始建立了遗尿专科门诊或遗尿诊治中心，积累了临床经验和遗尿患儿的临床资料，进行遗尿科研研究。2003 年 11 月 2 日中国首届遗尿专题研讨会在上海召开，提示我国儿童遗尿症专业诊疗管理工作进入正轨。2013 年 11 月成立了中国儿童遗尿管理专家协作组，并在 2014 年发布了《中国儿童单症状夜遗尿疾病管理专家共识》。共识明确了中国儿童夜遗尿的定义，并推荐了遗尿诊疗管理流程。从 2014 年开始，在全国多省市区域都相继成立了遗尿管理协作组，中国儿童遗尿疾病管理协作组联合多中心、多学科开展遗尿专题研究，组织全国范围或地区内的学术交流研讨会和基层医师培训班。同时也重视遗尿健康科普的宣传教育，在世界遗尿日、六一儿童节等时机进行全国范围内的讲座、义诊和各种形式的科普宣传活动，建立遗尿健康教育网络平台等。目前遗尿儿童健康问题已引起社会越来越多的关注，遗尿症的诊疗技术也在逐步推广和规范。

（刘小梅）

参考文献

1. 江育仁，张奇文. 实用中医儿科学. 上海：上海科学技术文献出版社，2005
2. 田代华. 黄帝内经素问. 北京：人民卫生出版社，2005
3. 李景荣，等. 备急千金要方校释. 北京：人民卫生出版社，2014
4. 中华中医药学会. 中医儿科常见病诊疗指南. 北京：中国中医药出版社，2012
5. 李克光，郑孝昌. 黄帝内经太素语译. 北京：人民卫生出版社，2005
6. 沈茜，刘小梅，姚勇，等. 中国儿童单症状性夜遗尿疾病管理专家共

识.临床儿科杂志,2014,32(10):970

7. Rittig S,Knudsen UB,Norgaard JP,et al. Abnormal diurnal rhythm of plasma vasopressin and urine output in patients with enuresis. Am J Physiol,1989, 25:664

8. Aikawa T,Kasahara T,Uchiyama M.The arginine-vasopressin secretion profile of children with primary nocturnal enuresis. Eur Urol,1998,33:41

9. Neveus T,Eggert P,Evans J,et al.Evaluation of and treatment for monosymptomatic enuresis:a standardization document from the International Children's Continence Society.J Urol,2010,183:441

10. Weider DJ,Sateia MJ,West RP. Nocturnal enuresis in children with upper airway obstruction. Otolaryngol Head Neck Surg,1991,105:427

11. Ertan P,Yilmaz O,Caglayan M,et al. Relationship of sleep quality and quality of life in children with monosymptomatic enuresis.Child Care Health & Development,2009,35(4):469

12. Bakwin H. Enuresis in twins. American Journal of Diseases of Children, 1971,121(3):222

13. Fatouh A A,Motawie A A,Abd A-Aziz A M,et al. Anti-diuretic hormone and genetic study in primary nocturnal enuresis. Journal of Pediatric Urology,2013,9(6):831

14. Von Gontard A,Schaumburg H,Hollmann E,et al. The genetics of enuresis-a review. J Urol,2001,166:2438

15. Monda JM,Husmann DA. Primary nocturnal enuresis:a comparison among observation,imipramine,desmopressin acetate and bedwetting alarm systems. J Urol,1995,154:745

16. 罗学荣,万国斌,苏林雁,等.湖南省4~16岁儿童功能性遗尿的流行病学调查.中南大学学报(医学版),1995(3):223

17. 文建国,陈悦,王庆伟,等.河南省儿童和青少年单一症状原发性夜遗尿发生情况调查.郑州大学学报(医学版),2004,39(6):929

18. Yeung.Differences in characteristic of nocturnal enuresis between children and adolescents:a critical appraisal from a large epidemiological study. BJU Int,2006,97:1069

19. 廖洪,周文艺,汪青,等.深圳市盐田区5~16岁儿童原发性遗尿症流行病学调查报告.岭南急诊医学杂志,2010,15(2):111

20. 杨保胜,李士荣,刘静宇,等.遗尿症4家系的遗传异质性和时间遗传

学分析.中华实用儿科临床杂志,1998,27(2):68

21. 卢焰山,王子群,熊正明.遗传性遗尿症一家系五例报告.中华医学遗传学杂志,1990,1:22

22. 文建国,王庆伟,文建军,等.411例遗尿症儿童和青少年的家族史和家系分析.中华泌尿外科杂志,2007,28(5):316

23. 林瑞霞,杨青,杨宇真,等.原发性遗尿症481例临床分析.浙江医学,2006,28(10):817

24. Dai X M, Ma H W, Lu Y, et al. Relationship between dopamine D4 receptor gene polymorphisms and primary nocturnal enuresis.Zhongguo Dang Dai Er Ke Za Zhi,2008,10(5):607

25. 刘亚兰,朱松杰,罗贵友.原发性遗尿症与血浆ADH的相关性研究.临床儿科杂志,2002,20(4):200

26. 杨宇真,陈小剑,林瑞霞.遗尿症与非遗尿症儿童的晨尿渗透浓度测定.中国实用儿科杂志,2007.22(10):775

27. 操红缨.基于AQP-2研究缩泉丸补肾缩尿的机制.广州中医药大学,2008,1

28. 吕麟亚.儿童原发性夜间遗尿症骶神经传导功能研究及阴部神经低频电刺激术疗效观察.重庆医科大学,2006,1

29. 谢庆玲,谭颖,甄宏,等.南宁市儿童睡眠呼吸障碍与遗尿发生调查.临床荟萃,2008,23(18):1306

30. 冯军坛,阮毅燕,梁晓竹,等.遗尿症儿童视频脑电图特点的研究.医学综述,2014,20(15):2868

31. 江凯华,丁丽,李红新,等.夜间遗尿症儿童fMRI半球间同伦的功能研究.临床放射学杂志,2016,35(10):1577

32. 丁立,朱洁,沈惠娟,等.原发性遗尿症儿童注意缺陷的事件相关电位研究.中华行为医学与脑科学杂志,2017,26(5):435

33. 张忠平,朱菁.12例难治性儿童遗尿症的治疗.上海交通大学学报(医学版),1998,4:343

34. 何大维,李旭良,陈志远,等.小儿原发性夜间遗尿症尿动力学评价的初步探讨.中华小儿外科杂志,2002,23(5):437

35. 杨合英,文建国,王庆伟,等.原发性夜遗尿症尿动力学检查评估.中华小儿外科杂志,2005,26(2):78

36. 王爱华,廖鸣慧,刘小梅,等.遗尿症儿童情绪状态及其影响因素分析.中华实用儿科临床杂志,2016,31(2):136

37. 蒋俊. 弥凝治疗小儿遗尿症疗效观察. 浙江医学,2001,23(8):506

38. 吕麟亚,李旭良,何大维,等. 小儿原发性遗尿症治疗方法选择及疗效评价. 中华小儿外科杂志,2003,24(4):326

39. 汪庆玲,毕允力,徐虹,等. 前瞻性随机对照研究生物反馈和口服醋酸去氨加压素治疗儿童原发性遗尿症的疗效. 中国循证儿科杂志,2006,1(4):251

40. 刘亚兰,文飞球,周克英. 重型遗尿症977例药物治疗分析. 中国实用儿科杂志,2008,23(7):531

41. 马骏,金星明,章依文,等. 儿童原发性夜间遗尿症生理心理治疗的疗效及随访评估. 中国循证儿科杂志,2008,3(5):362

42. 叶丽芹,庄艳云,邱惠仙,等. 家庭参与式行为疗法对小儿原发性夜间遗尿症的疗效研究. 当代医学,2014,34:9

43. 周蔚然,沈颖,刘小梅. 唤醒疗法与去氨加压素治疗儿童原发性遗尿症的非随机对照试验. 中国循证儿科杂志,2015,10(2):155

44. 陈国庆,宋勇,丁留成,等. 骶神经调节术临床应用中国专家共识. 中华泌尿外科杂志,2014,35(1):1

第三章

发病机制和病因

第一节　排尿机制的发育和排尿生理

一、概述

排尿是人体的一种重要机制,通过排尿,人体与外界实现了水分的交换和流动,并借此排出体内代谢终端产物。排尿行为受控于各级神经中枢,随着儿童年龄的增长,大脑高级皮层对排尿行为调控的影响力越来越大,从而适应复杂的生活、学习和工作环境的要求,即使在夜间,正常儿童也能逐渐取得控制排尿的功能,表现为不再尿湿床铺,这是儿童社会适应能力进展的一个重要里程碑。

排尿机制受控于人体的多个器官、系统网络,中枢神经排尿控制网络是主导排尿的核心系统,肾脏是产尿器官,其产尿模式受控于内分泌、代谢及循环系统的调节,而膀胱的发育对排尿功能的影响很大,其中不仅涉及膀胱容积的增长,还涉及膀胱与尿道肌肉力量的发展和运动协调性的发展,而下尿路的活动是直接受控于中枢神经网络的。上述复杂的联系与不同的器官、系统之间的交互作用,使正常的排尿机制很容易出现故障,多是由器官、系统的发育不良造成的。

排尿机制的良好是机体各器官、系统发育良好的重要标志之一。儿童排尿机制随着年龄增长而发育健全,表现为无论日间还是夜间均能很好地控制排尿,从而适应日常复杂的生活、学习和工作活动的需要,并保障夜间良好的睡眠。实现健全的排尿机制,有赖于中枢神经系统控尿网络、肾脏、膀胱、尿道、内分泌及代谢系统、循环系统各部分的发育完善。

二、排尿机制发育里程碑

(一)日间排尿控制的发育

新生儿的排尿为反射性排尿,由于膀胱容量小,少量的尿液即可兴奋膀胱的牵张感受器,神经冲动传导至骶髓逼尿肌中枢,仅需低位大脑(脑桥 - 中脑网状结构)的参与调制,引起逼尿肌收缩,括约肌舒张,开放尿道,排空尿液。这一过程几乎无需大脑意识的参与,故称为反射性排尿。随着年龄的增长,膀胱容量逐渐增加,婴儿即能产生尿的意识,并逐渐达到随意启动排尿,有意延迟排尿,但仍经常出现日间或夜间遗尿的现象。随着膀胱的进一步增长,排尿间隔逐渐延长,儿童的社会活动逐渐丰富,开始要求在特定的条件和地点排泄尿液,如膀胱胀满时走到厕所排尿,这是儿童达到日间排尿控制能力重要的里程碑。

达到日间排尿控制发育里程碑的前提条件是:①孩子能感受到尿意的存在;②能够指示和口头表达排尿的需要;③有较长的二次排尿间隔时间(至少 30 分钟以上);④能够独立行走;⑤能够使用简易的卫生设施;⑥不喜穿戴尿布,喜欢干净和整洁的环境。

多数儿童取得日间排尿控制的发育里程碑时间为 18 个月龄左右。

(二)排尿控制发育的中枢 - 膀胱联系机制

随着儿童大脑的不断发育完善,排尿控制的监管中心有从低位脑向高位脑转移的趋势,大脑皮层高级中枢越来越多地参与排尿控制过程,使得排尿和延迟排尿皆受人脑意识驱动。婴儿期即能感知膀胱充盈,表现为躁动、不安或哭闹。语言发育到一定程度后,婴儿即可用语言或手势表达排尿的需求,排尿过程可由意识启动,逼尿肌收缩,尿道括约肌舒张,并达到协调同步的活动。意识活动还能发放抑制性神经冲动,使逼尿肌收缩得以抑制;同时影响阴部内神经中枢,发放兴奋性神经冲动,收缩尿道括约肌,使排尿延迟,寻求合适的地点、时间排尿。

婴儿期的膀胱为反射性膀胱,逼尿肌常不自主收缩而发生尿失禁,正常成年人的逼尿肌在储尿期则稳定无收缩活动。排尿控制的一项重要的内在功能发育是通过中枢神经完善抑制逼尿肌收缩。部分儿童由于中枢神经抑制逼尿肌功能发育不完善,采用代偿性的强烈收缩尿道外括约肌的方式防止尿失禁,则可表现为用手捏牢阴茎、交叉双腿压迫尿道或用手压迫尿道、骑跨硬物压迫尿道等行为。中枢神经系统内两个亚系统发育成熟,才能达到完全抑制逼尿肌的收缩,至储尿期不会发生尿失禁现象。一为无意识性逼尿肌收缩抑制系统,其中枢位于脑干网状结构和基底神经节内,当储尿期膀胱神经冲动到达此中枢,可反射性发出抑制性神经冲动抑制逼尿肌的收缩;二为随意性逼尿肌收缩抑制系统,其中枢位于额叶逼尿肌中枢内,可通过随意性神经活动抑制逼尿肌收缩,反映出随年龄增长而愈发强大的延迟排尿功能,憋尿时间可以越来越长。

（三）夜间排尿控制的发育

儿童获得夜间排尿控制能力的标志是能长期(3~6 个月以上)稳定地在睡眠中保持床铺的干燥。这一发育里程碑的建立与机体多个器官、系统的内在功能完善密切相关。

1. 膀胱容量和夜间稳定性的发育　新生儿平均膀胱容量仅为 20~40ml,很难长时间储存不断增多的尿液,随着年龄的增长,膀胱容量也不断地增长,使得两次排尿间隔逐渐延长,为较长时间的睡眠不受排尿干扰创造了良好的条件。正常预期膀胱容量与年龄的关系可以用公式计算:预期膀胱容量(ml)=［年龄(岁)+1］× 30。膀胱容量发育可参照表 3-1。

表 3-1　不同年龄预期膀胱容量、最大排尿量及夜间总尿量正常参考值

年龄(岁)	预期膀胱容量 (EBC,ml)	日间最大排尿 量 MVV[1]	夜间总尿量 TVV (ml)[2]
5	180	117	234
6	210	137	273
7	240	156	312
8	270	176	351
9	300	195	390
10	330	215	429
11	360	234	468
12~18	390	254	507

注:1) MVV 的测量(早晨第一次排尿除外)至少需进行 3~4 天;周末或假日是理想的时间。日间发生任何漏尿和液体摄入量均应被记录。液体摄入量与治疗/建议的相关性尚未得到证实,但应记录以确保日记的最大可用性;当低于表中所示数值(即 EBC 的 65%)提示膀胱容量偏小。

2) TVV 的测量须将早晨第一次排尿与夜间排尿量(包括尿布增重)相加以计算夜间产生的尿量;当高于表中所示数据(即 EBC 的 130%)提示夜间多尿

　　膀胱容量随年龄增长发育,并不代表儿童夜间膀胱容量一定随年龄增加而增大,必须考虑另外一个重要因素,即夜间膀胱的稳定性。因新生儿及婴儿早期的膀胱为反射性膀胱,缺乏高位中枢对逼尿肌的控制,故逼尿肌极不稳定,夜间也经常发生不自主的收缩,使实际储尿量变小。随着儿童年龄的增长,大脑皮层对膀胱逼尿肌的控制功能也在不断增强,即使在睡眠中也能控制逼尿肌使其达到稳定,结果使夜间膀胱容量与白天一致,说明夜间膀胱稳定性的发育良好。增大的膀胱容量和夜间逼尿肌的稳定,为儿童夜间较长时间的睡眠和摆脱遗尿创造了良好的条件。

　　2. 肾脏泌尿昼夜生理节律的发育　　肾脏是产尿器官,其产尿量受神经系统、内分泌系统、循环系统的调节。与夜间排尿控制能力发育相关的是肾脏泌尿 24 小时生理节律的发育。生理

节律发育的中枢是下丘脑,随着年龄的增大,人体生物钟调节机制发育完善,在泌尿方面表现为白天尿量较多且尿比重较低,而夜间尿量较少,尿液浓缩,比重增加。由于夜间尿量减少,儿童夜间排尿间隔大大延长,至 2 岁时,多数儿童可以达到安睡一夜而不起床排尿,这也是一种天然的睡眠保护机制。

肾脏泌尿的 24 小时昼夜节律受机体多种激素的分泌节律调节,其中最重要的一种激素为抗利尿激素,其分泌高峰常出现在夜间睡眠中,而白天分泌大大减少,从而使机体的泌尿和水盐调节呈现明显的昼夜节律性。

另外,肾素 - 血管紧张素 - 醛固酮系统、心房钠尿肽、褪黑素、前列腺素等荷尔蒙的昼夜分泌节律也参与了肾脏泌尿昼夜生理节律的调节,血压的昼夜起伏也与该节律的形成有关。

3. 夜间大脑 - 膀胱对话(brain-bladder dialogue)功能的发育 夜间排尿控制的核心功能是夜间睡眠状态中大脑对膀胱的控制,包括尿意的传输,中枢发出指令维持逼尿肌的稳定和括约肌收缩,尿意强烈时激活觉醒神经网络,达到觉醒起床排尿。这一功能发育完善需在大脑中形成一个复杂的与膀胱夜间沟通的神经网络,其中任一环节的发育不全或病损均可导致功能障碍。

在睡眠状态中能够感受尿意而达到觉醒的功能并非与生俱来,在动物中并不需要这样一种功能,人类也是通过进化机制产生和保留了这种功能,对于维护睡床的干净卫生、适应群居社会环境具有较大的意义。夜间大脑 - 膀胱对话功能发育比较成熟约在 2~2.5 岁,一旦这一功能发育成熟和完善,儿童均不再发生夜间遗尿,故对夜遗尿而言,夜间大脑 - 膀胱对话功能发育是一个核心的问题。

多数儿童取得夜间排尿控制的发育里程碑为 2 岁左右。

三、肾脏泌尿生理功能发育

儿童年龄越小,肾脏相对越重,新生儿两肾重量约为体重的 1/125,而成人为 1/220,说明一方面新生儿肾脏功能发育尚不完全,需要更大比重的肾脏维持机体排泄需求,另一方面新生儿体内代谢旺盛,不稳定因素较多,需要更大比重的肾脏维持内环境稳定。

肾脏的主要功能是排泄体内代谢终末产物,如尿素、有机酸等,调节机体水、电解质、酸碱平衡,维持内环境相对稳定,另外还具有产生激素和生物活性物质的内分泌功能。在胎龄 36 周时,每肾的肾单位数量达到 85 万~100 万,已具备大部分成人肾的功能,但调节能力较弱,储备代偿能力较差,需继续经历生后的一个发育过程,一般至 1~1.5 岁达到成人水平。新生儿出生时肾小球滤过率(GFR)平均约为 20ml/(min·1.73m²),早产儿则更低,发育至 6~12 个月时,GFR 可达到成人的 3/4,故机体易发生水分和溶质的潴留导致水肿。另外,肾脏浓缩功能年龄越小则越差,表现为脱水时幼婴尿渗透压最高不超过 700mmol/L,但成人可将尿液浓缩至 1400mmol/L,所以当水分入量不足时易发生脱水,甚至诱发急性肾功能不全。

93% 的新生儿在生后 24 小时内排尿,99% 在 48 小时内排尿。生后头几日摄入量少,排尿次数较少,每日仅 4~5 次;1 周后,随着进水量增多,每日可排尿 20~25 次;1 岁时每日排尿达 15~16 次,至学龄前期每日排尿通常为 6~7 次。

四、膀胱、尿道肌肉结构与功能

膀胱和尿道的肌肉结构与排尿功能密切相关,肌肉本身的结构和功能变化直接影响排尿行为。膀胱的肌肉可以分为逼尿肌和三角区肌两部分,均为平滑肌。除膀胱颈外,整个膀胱壁就像肌束所编织的复杂网状物,实际上逼尿肌是一个平滑肌束交叉集聚的整体单位,通过肌束的自由交叉移动,调整膀胱壁腔内容积和压力变化,实现尿液存储和排出功能。

三角区肌肉均直接由输尿管下段不间断延续而来,输尿管从管状结构变成了扁平结构,从本质上说,输尿管并不是终止于输尿管开口,而是形成了扁平结构代替管状结构并赋予了三角区特定的功能。膀胱颈指膀胱与尿道交接部,目前公认膀胱颈的肌肉由两部分五个层次较细的肌纤维有序组合结构组成。一部分是来源于膀胱逼尿肌在此部分形成的内纵肌、中环肌和外纵肌三层;另一部分则来源于输尿管内纵肌形成三角区浅层,以及来源于输尿管 Waldeyer 鞘所形成的三角区深层。特别是女性,膀胱颈肌束较多以斜行或纵行延伸到尿道壁,虽然括约肌较男性薄弱,但其膀胱颈能像括约肌一样关闭直到逼尿肌收缩后舒张打开。

男性后尿道与女性尿道近 1/3 段具有控制尿液作用,这一部分尿道联合膀胱颈部分肌肉控制着尿道的开闭,由平滑肌和横纹肌两部分组成。后尿道的平滑肌可分为两层,内层是尿道内纵形肌,外层为环形肌。能发挥尿道括约功能的平滑肌纤维是围绕整个女性尿道和男性后尿道的半括约肌,形成尿道内括约肌,而女性肌束更细,大部分肌纤维为斜行或纵行,缺乏环状平滑肌成分,故其关闭尿道腔的功能主要由外括约肌行使。

尿道横纹肌的肌纤维起于尿生殖膈上、下筋膜之间的会阴深横肌,在膜部尿道周围呈环状,形成尿道外括约肌,亦称尿道旁横纹肌,包括 35% 的慢收缩纤维和 65% 的快收缩纤维,从功能上来说,慢收缩纤维可以维持张力,快收缩纤维可以应激。另外,各种排尿功能障碍可能涉及逼尿肌与括约肌超微结构的改变,深入研究可以丰富对排尿功能障碍的病理生理认识。

五、排尿外周神经生理

支配膀胱、后尿道的自主神经包括交感神经和副交感神经,支配尿道外括约肌、尿道旁横纹肌的为躯干神经(阴部神经)。支配排尿的外周神经共济协调活动下,完成正常的储尿和排尿活动。

起自 S_{2-4} 中间外侧柱副交感神经元的节前纤维,从前根出脊髓组成盆神经,分布于膀胱以及后尿道。单一节前神经元发出的轴突有许多侧突,与骶髓不同区域的神经元以突触连接,盆神经与躯干神经的共济协调,控制了排尿、排便、阴茎勃起、射精以及一些下肢活动等重要功能。节前交感神经起自于 T_{10}~L_2 脊髓中间外侧柱的神经元,进入骶丛的交感神经部分与副交感神经和高位交感神经链的节后交感神经元发生突触联系。分布至膀胱的交感神经并不完全是节后纤维,副交感神经也并不完全是节前纤维。尿道外括约肌横纹肌由阴部神经支配,支配尿道外括约肌、盆底横纹肌和肛门括约肌的神经元有相对集中现象。

盆神经节对膀胱储尿、排尿功能起到重要作用,具有过滤的作用,排尿阈值以下的副交感传出冲动到达盆神经节时被阻滞,当达到排尿阈值时,冲动则被增强放大后再下传,使膀胱达到完全收缩,排出尿液。

六、膀胱尿道神经递质与受体

膀胱尿道内的神经递质与受体系统非常复杂,在膀胱尿道的功能活动中起重要的神经传导作用。N 受体阻滞能消除电刺激骶神经引起的膀胱收缩。节后胆碱能神经纤维普遍存在于膀胱黏膜的下层和肌层,由 M 受体介导,可引起膀胱收缩。去甲肾上腺素能纤维主演分布在膀胱底部和后段尿道,故 α- 受体拮抗剂可降低近段尿道内压,减轻动力性梗阻因素。肾上腺素能 β- 受体主要分布在膀胱体,兴奋后可松弛膀胱,故 β- 受体拮抗剂如心得安,可以提高膀胱内压。电刺激动物盆神经产生双相膀胱收缩,其早期收缩由嘌呤介导,第二相收缩则由胆碱能介导。在膀胱反射收缩的同时伴有尿道平滑肌的反射性松弛,氮能神经在其中起重要的作用。血管活性肠肽可抑制逼尿肌收缩,其减少常与不稳定膀胱有关。神经多肽 Y 可直接收缩逼尿肌,阻断阿托品对膀胱收缩力的抑制。γ- 氨基丁酸可减弱胆碱能膀胱收缩作用,5- 羟色胺对膀胱的作用是抑制的,但偶尔也可促进盆丛神经节的兴奋性传导。前列腺素与膀胱收缩有关,并可以影响其他神经递质的释放。另外还有诸如速激肽、P物质、降钙素基因相关多肽、血管加压素、血管紧张素等多种递质及其受体存在于膀胱尿道中，组成一个大系统协调膀胱尿道的功能活动。

七、排尿活动的中枢控制

中枢神经系统(大脑)存在复杂的控制排尿的神经通路以及功能网络，并与其他重要功能网络(如执行功能网络、情绪网络、语言网络、睡眠觉醒网络、感觉运动网络)之间存在交叠与交互作用，使排尿功能协调共存于人体各种功能活动中，成为人体功能的一个重要的有机组成部分。

目前对大脑排尿控制功能网络的确切运行机制尚不完全明了，随着近年来脑功能影像技术的进步，越来越多的研究聚焦于大脑排尿控制神经网络活动机制，使以往的"黑箱"逐渐暴露，目前已从大量的实验证据了解了部分人脑排尿控制的机制。大脑皮层额叶近中央前回两侧叶上部有关区域与膀胱括约肌的控制有关，位于额叶上部的是逼尿肌运动中枢。丘脑是与排尿有关的一个重要中枢神经结构，丘脑核是感觉尿意与排尿控制信号传导的中继站，膀胱的感觉传入冲动和脑桥排尿中枢的传入冲动，通过丘脑核传送至大脑皮层中枢，而尿道外括约肌感受器的冲动，可能是经丘脑的腹侧核交接后再传至大脑皮层中枢。丘脑与脑桥排尿中枢的联系，可能是排尿受睡眠影响以及情绪和内环境影响的网络交接点。尾状核和壳核参与锥体外系的构成，具有对逼尿肌收缩活动的控制能力。边缘叶是内脏(包括膀胱)与体神经传出冲动的交合处，可介导逼尿肌的收缩。小脑则通过四种方式对排尿活动进行协调控制：①维持尿道外括约肌及盆底肌的张力；②控制尿道外括约肌收缩节律和强度；③与脑桥一起对逼尿肌收缩产生抑制作用；④参与逼尿肌和尿道外括约肌收缩的协调。下丘脑也主导膀胱功能的调节，电刺激前、侧丘脑引起膀胱收缩和排尿，刺激后、内侧丘脑则抑制膀胱收缩。脑桥存在脊髓以上的第一级排尿中枢(M

区)和储尿中枢(L区),脑桥M区直接兴奋膀胱运动神经元,并通过脊髓中抑制神经元,间接抑制尿道外括约肌运动神经元;脑桥L区直接控制包括尿道外括约肌在内的盆底肌群运动神经元。中脑导水管周围灰质区接受膀胱上传的感觉冲动,再传递至M区和L区,与大脑更高级中枢一起整合信息,参与由膀胱充盈程度决定尿液排放。

目前大量研究关注前额叶在排尿控制中的作用,前额叶是人脑的最高级中枢,其在有意识的排尿调控过程中起到主导作用,可决定何时、何地、何种条件下进行排尿活动,使排尿与生活中其他活动以及事物达到协调,在多种排尿功能障碍性疾病中,均存在前额叶调控不足的问题。

脊髓中枢是控制膀胱逼尿肌和尿道外括约肌的低级中枢,亦是大脑皮层及皮层下中枢传出和传入的必经之路。支配膀胱的副交感神经起源于S_{2-4}的中间内侧细胞群,支配膀胱及其出口的交感神经起源于T_{10}~L_2胸腰髓的中间内侧细胞群,Onuf核位于S_{2-4}的腹侧灰质内。传达膀胱和尿道感觉上行通路和激发排尿的下行通路均在脊髓丘脑侧束中走行,来自逼尿肌感受器的传入性冲动经脊神经后根传入骶髓灰质内,再经脊髓背侧以长纤维形式传入脑干,投射至M区和L区。盆底肌肉的感觉冲动经阴部神经由S_{2-4}后根进入骶髓灰质内与阴部神经元交接,发出上行纤维到达小脑。膀胱和尿道的非本体感觉性冲动(如痛觉、温觉、触觉),进入骶髓后经脊髓丘脑束进入丘脑核后发生突触联系。传出运动神经冲动经两种通路:①网状脊髓束传导通路,该传导通路与腰、骶段的逼尿肌运动神经核产生突触;②皮层脊髓束传导通路,大脑运动冲动传至骶髓的阴部神经运动核的邻近灰质,再与之发生突触联系。

八、正常儿童尿流动力学

(一)下尿路的机械力学

正常儿童尿液的储存和排放,体现在膀胱尿道的流体力学变化上,其中最重要的两个力学因素是膀胱压力和尿道阻力。正常排尿期的基本力学特征是:①逼尿肌持续有力地收缩,膀胱内压迅速上升;②膀胱横纹肌、膀胱颈和尿道平滑肌松弛,尿道压下降;③在整个排尿期内膀胱内压力始终大于尿道阻力。排尿压力是驱使尿液排出的原动力,其中逼尿肌收缩构成膀胱壁的主动张力,膀胱壁弹性和黏弹性构成膀胱壁的被动张力,主动张力、被动张力和腹压是膀胱压力的主要来源。另外,直立体位下膀胱至尿道口高度差也形成静水压,以上共同构成排尿压。正常情况下,一般不需要腹压协助排尿,在某些病理情况下,体位和腹压对排尿起着决定性作用。尿道阻力的产生首先取决于尿道直径和尿道长度,尿道阻力与尿道直径成正比,与尿道长度成反比,女性尿道短、粗、直,排尿能耗约 30%,而男性尿道长、细而弯曲,排尿能耗约 70%~90%。但是正常情况下男性排尿压高于女性,故尿流率没有明显的性别差异。正常尿道光滑,摩擦系数很小,尿道走行方向的急剧变化使尿液形成涡流,消耗尿流能量维持运动,尿道外括约肌处尿道直径最小,此处为尿流阻力较大的部位。尿道阻力不能直接测知,可以根据诺模图(monograph),结合尿流率和排尿压,计算出尿道几何形状及各段尿道能量消耗。尿流率即尿道的单位面积与尿液在尿道内单位时间的运动速度之积,尿道的直径越大,尿流率越大,尿流的速度越大,尿流率也越大;膀胱内压越大,尿流率越大,尿道阻力越大,尿流率越小。

正常储尿期的基本力学特征是:①膀胱受容积性舒张,膀胱内压始终≤15cmH_2O;②无逼尿肌收缩;③尿道平滑肌和尿道横纹肌是持续性收缩,尿道内压始终大于膀胱压;④腹压增加时,膀胱内压和尿道压也同步升高。

(二)充盈性膀胱压力测定

测定膀胱压力的仪器称为膀胱测压仪,能够连续记录持续膀胱灌注时膀胱容量与压力变化曲线,且同时具有膀胱测压装置及直肠测压装置,可分别测量膀胱压和直肠压,直肠压代表腹压,通过计算可以得出逼尿肌压力。临床上膀胱测压对疾病诊断和病因分析具有较大的意义。充盈性膀胱测压能反映储尿期和排尿期的膀胱功能,并且准确了解膀胱功能状况,是确定治疗方法的重要依据。由于充盈性膀胱测压可提供量化、可比性高的资料,常用于膀胱功能障碍治疗的效果评估。

在一个完整的排尿周期中,正常膀胱压力与容量的关系可以分为 2 个时期和 5 个阶段。2 个时期是指储尿期和排尿期。5 个阶段是指储尿期的 S1 和 S2 两个阶段和排尿期 M1、M2 和 M3 三个阶段。S1 阶段特点是压力与容量成正比发展,S2 阶段特点是膀胱容量虽增加,但压力无明显升高或仅轻微升高;M1 阶段为进入排尿期,逼尿肌收缩使压力急剧上升,尿道开放有尿液排出时进入 M2 阶段,膀胱压力不再上升,反而有所下降,近膀胱排空时,逼尿肌常有短暂的加力收缩,形成 M3 阶段,压力上升。以上可描绘出膀胱压力图。

(三)尿道压力图测定

尿道压力图主要测定储尿期尿道控制尿液的功能。正常储尿期,尿道各点的压力不同,将尿道各点压力连接起来形成的曲线,称为尿道压力图,反映储尿期内尿道各点控制尿液的能力。尿道压力图可用于各种尿失禁和遗尿患者,了解储尿期女性近段尿道和男性后尿道的尿液控制能力,也可以间接地反映排尿期尿道的功能,为各种近段尿道和膀胱颈梗阻的诊断及定位提供参考。另外可以确定尿频、尿急等症状与近段尿道和膀胱颈功能的关系,也可进行与尿道功能相关的药理学、排尿生理等实验研究。

(四)膀胱尿道同步测压

是一组同时测量膀胱和尿道压力的检查的总称。在储尿期中,儿童不论何时、何种体位、何种动作,女童尿道近段和男童后尿道任何一点的尿道压力均应大于膀胱压力;排尿期则正好相反,否则排尿困难。故膀胱尿道同步测压分为储尿期检查和排尿期检查两大类。前者用于尿失禁的病因分析和诊断,后者用于排尿困难的病因分析和确定尿道梗阻的部位。下尿路储尿、排尿都是膀胱尿道协同活动的结果,因此,同步测量膀胱和尿道在储尿期或排尿期的压力变化能提供更多、更好的临床诊断资料。

(五) 尿流率测定

尿流率是指单位时间内尿道通过尿道被驱逐出体外的体积。单位以 ml/s 表示。尿流率测定(uroflowmetry)是指利用尿流计测定并记录由逼尿肌收缩所产生的尿流率及其模式的方法。由于尿流率测定较为简单,无侵入性,可以客观地反映下尿路的排尿过程,可作为门诊对下尿路症状进行一线筛查的检查手段。缺点是反映下尿路病变部位缺乏特异性。

尿流率在不同性别、不同年龄的儿童中标准范围各不相同,尿流率曲线的形态取决于逼尿肌收缩的动力学,正常的尿流率曲线是一条平滑曲线,表现在增幅上无任何快速变化,如尿流率曲线出现快速变化,可产生生理性变化,如尿道括约肌或盆底肌群收缩或舒张、腹肌收缩等。物理方面的原因来源于尿流率测定的设备与技术。尿流率测定对下尿路梗阻、膀胱尿道功能障碍及治疗后的疗效评价均有重要的意义。

(马　骏)

参考文献

1. 中国儿童遗尿疾病管理协作组.中国儿童单症状性夜遗尿疾病管理专家共识.临床儿科杂志,2014,32(10):970
2. Mota DM,Barros AJ.Toilet training:methods,parental expectations and associated dysfunctions.J Pediatr(Rio J),2008,84(1):9
3. Griffiths D.Neural control of micturition in humans:a working model. Nat Rev Urol,2015,12(12):695
4. 金锡御,宋波.临床尿动力学.北京:人民卫生出版社,2002

第二节　发病机制和病理生理改变

儿童原发性夜遗尿症的发病机制和病理生理改变未完全

阐明,目前存在以下的机制。

一、睡眠觉醒异常

临床上夜遗尿儿童均存在不易被唤醒的现象,通常被解读为遗尿发生在"深度睡眠"状态。已有的研究揭示:遗尿现象实际可以发生在睡眠的任何时期,其中以由深睡眠到浅睡眠的过渡期和浅睡眠期多见。

1. 夜遗尿儿童"睡眠深"　夜遗尿儿童往往有夜间唤醒困难。有些观点认为可能与唤醒阈的提高有关。Wolfish NM 对 15 名夜遗尿儿童和 18 名正常儿童(7~12 岁,男性)进行对照研究。在睡眠实验室连续 4 晚记录,前两晚自然睡眠状态,后两晚通过声音刺激来唤醒。正常对照唤醒成功率为 39.7%,而夜遗尿组仅为 9.3%(用逐渐增加至 120 分贝的声音)。他们认为唤醒阈的上升可能与成熟延迟有关。

2. 夜遗尿儿童"睡眠质量欠佳"　Yeung Chung K 发现夜遗尿儿童有更多的浅睡眠,伴有经常性的皮层微觉醒,但却无法完全醒来。Vered Cohen-Zrubavel 研究表明,与正常对照组相比,夜遗尿儿童的自然睡眠过程存在非常显著的片段化现象。同时夜遗尿儿童有更高比例的白天嗜睡现象。Dhondt K 研究显示在难治性夜遗尿儿童夜间睡眠中周期性肢体运动的发生率高。有些调查发现异态睡眠(梦游、说梦话等)在夜遗尿儿童的发生比例高,但也有调查显示异态睡眠在夜遗尿儿童与正常儿童中的发生率并无区别。

很多证据发现,遗尿有中枢性原因。有研究发现相比较正常控制而言尿床儿童有更低的脑干反射控制(受损害的前脉冲抑制)。在脑干的中枢控制机制中前脉冲抑制是重要的评价参数。Ornitz EM 在 1992 年对注意力缺陷多动综合征儿童(伴或不伴有遗尿)进行惊吓后反射的前脉冲抑制研究。与正常儿童相比,遗尿儿童的前脉冲抑制下降,而注意力缺陷多动综合征儿童却无影响。1999 年 Ornitz EM 又对 96 例原发性夜遗尿男孩和 105 例无遗尿儿童进行相关研究。在作了调整后(排除有或没有 ADHD、高或低的 IQ、年龄未调制惊吓幅度等影响因素),发现夜遗尿与惊吓后伴随的 120 毫秒脉冲间隔缺乏前脉冲抑制有显著相关性。认为缺乏前脉冲抑制和夜遗尿儿童不能够抑制排尿的共同基础是脑干对抑制信号处理的普遍缺失。但也有研究发现在夜遗尿儿童与正常儿童间的前脉冲抑制没有不同。

　　Yeung Chung K 通过推测从浅层睡眠到完全醒来的转换过程,认为来自膀胱的长期刺激信号会反常性抑制唤醒中枢。在有夜间膀胱逼尿肌过度活动的情况下,逼尿肌的收缩会是持续的唤醒刺激。同样夜间多尿的情况下膀胱扩展也可能会是持续的刺激。Tryyggve Neveus 认为夜遗尿儿童唤醒阈值高大多数是继发于夜间多尿或逼尿肌过度活动。儿童唤醒困难可能是因为他们尿床,而非尿床是因为他们唤醒困难。或者可用另一种描述来表达,可能机体通过提高唤醒阈来选择遗尿而不是支离破碎的睡眠。

　　目前的研究发现阻塞性睡眠呼吸暂停或重度打鼾等与夜遗尿有明确关系。其机制之一可能与缺氧引起的唤醒阈提高有关。Ashraf EL Mitwalli 发现在难治性遗尿儿童中有非常高的阻塞性睡眠呼吸暂停低通气综合征发生率,与性别无关。并且严重阻塞性睡眠呼吸暂停低通气综合征患儿的尿床频率更高。Afroditi V Sakellaropoulou 对 42 例睡眠障碍性呼吸儿童研究,发现遗尿与张嘴呼吸及鼻塞有显著相关性。同时伴有阻塞性睡眠呼吸暂停低通气综合征和遗尿组的儿童的唤醒指数高于有阻塞性睡眠呼吸暂停低通气综合征而无遗尿组。很多阻塞性睡眠呼吸暂停低通气综合征儿童在阻塞解除后夜遗尿症状会有明显改善或缓解。Kovacevic L 对 417 例阻塞性睡眠呼吸暂停观察发现有 101 例(24%)有夜遗尿。在扁桃体切除或腺样体切除后 49 例(49%)夜遗尿缓解,其中 30 例在手术后 1 个月内缓解。对手术治疗有反应组与无反应组进行比较,发现夜遗尿无反应组多为性早熟、肥胖、有遗尿家史、非单一症状性遗尿、手术前严重遗尿、唤醒困难等。

　　Bing Yu 发现夜遗尿儿童的全脑氧代谢率和氧提取分数比正常儿童要高,而脑血流量却无差异。夜遗尿儿童通过增加氧提取分数来维持氧的供应,氧提取分数的提高与唤醒困难有明确相关。高耗氧量和高氧提取分数导致了夜遗尿儿童更易倾向于缺氧,从而累积诱导唤醒困难,易于夜遗尿。

二、夜间多尿

　　夜间多尿是引起夜遗尿的重要原因之一,很多研究已经证实了这一点。Rittig S 以长时期家庭为基础研究,对 75 例夜遗尿儿童连续 2 周记录夜间尿量等,随后 2 周予以去氨加压素喷剂治疗,同时记录尿量、遗尿情况等,发现夜间排尿量的基线水平在遗尿的晚上显著高于干床的晚上。同样 Tauris LH 的研究也发现在去氨加压素治疗期间,发生遗尿夜晚的尿量明显高于无遗尿晚上的尿量。Kamperis K 对 46 例 7~12 岁每周至少 3 次夜遗尿的儿童进行研究。不伴有白天尿失禁、尿频、尿急等症状,同时要求有正常的膀胱容量(大于 70% 的预计膀胱容量:$30 \times$ 年龄 $+30ml$)。如在遗尿夜晚平均的夜尿量大于 130% 的预计膀胱容量则定义为夜间多尿。在 2 周家庭记录后住院行相关记录检查。46 例中有 27 例为夜间多尿。多尿组的夜间尿量为正常对照和非多尿组的两倍[$(1.22 \pm 0.09)ml/(kg \cdot h)$ 对比 $(0.63 \pm 0.06)ml/(kg \cdot h)$ 和 $(0.68 \pm 0.04)ml/(kg \cdot h)$,$P<0.001$]。Vande Walle J 设计前瞻性研究,对 1000 例 5~18 岁每周夜遗尿≥5 次的儿童进行分析,发现不管是单一症状性夜遗尿还是非单一症状性夜遗尿最普遍的发现是夜间排尿量均大于最大膀胱排尿量,认为可能的因素为夜间多尿或小膀胱。

　　引起夜间多尿的原因比较复杂,其中主要的因素有生活习惯因素、中枢性因素、肾脏因素等。有些儿童在睡前有大量喝水、饮料、牛奶等习惯,或者服用有利尿作用的食物、药物,均可使夜间尿量增加,引起尿床。他们的睡前饮水等习惯改善后,部分人的夜遗尿症状也会改善。但很多遗尿儿童即使睡前严格控制饮水量仍然有夜间多尿,其主要原因认为与抗利尿激素(ADH,又名精氨酸加压素,AVP)分泌异常有关。

抗利尿激素为一种9肽激素,由下丘脑的视上核和室旁核(视上核为主)的神经元分泌,经下丘脑垂体束被运输到神经垂体后叶后释放出来。主要作用是促进水的重吸收,使尿液浓缩,尿量减少(抗利尿)。主要作用部位为远曲小管和集合管上皮细胞。影响AVP分泌的最主要因素为细胞外液渗透压和血容量的变化。下丘脑视上核及其附近有渗透压感受器,当血浆渗透压升高,对渗透压感受器刺激增强,可引起AVP分泌增多,使水的重吸收增强,尿液浓缩和尿量减少。相反,当血浆渗透压下降,尿液被稀释,尿量增加。当血容量过多时,容量感受器冲动经迷走神经传入中枢,抑制了ADP释放,使尿量增加。

在正常情况下AVP的分泌有昼夜节律,夜间AVP分泌增加,使夜间尿量减少,而夜间多尿夜遗尿儿童常有AVP分泌异常。Rittig S对遗尿儿童与正常儿童进行血浆AVP、尿排泄率、尿渗透压、血浆渗透压的检测。正常儿童AVP水平在早8点至晚10点比较恒定,在晚10点至早8点有显著升高。遗尿儿童夜间AVP上升不显著,且其夜间水平比正常人低。正常儿童的尿排泄率和尿渗透压有昼夜节律,而遗尿儿童缺乏昼夜节律。遗尿儿童的夜间多尿和夜间尿渗透压低与AVP缺乏昼夜节律有关。Diaa AbdelFatah对50例遗尿儿童进行研究,发现其中有28例为夜间多尿。夜间多尿的遗尿儿童的夜间AVP水平与尿渗透压显著低于正常对照儿童与非夜间多尿的遗尿儿童。

除ADH夜间分泌不足外,已有研究还观察到部分患儿存在其他一些尿成分改变,也可能成为导致夜尿多的病因,如夜间尿钠排泄增加(可能与儿童夜遗尿症儿童早晨的脑钠肽水平有明显升高和前列腺素 E2 水平有关)、尿钾和尿氯离子排泄率降低,以及尿钙(游离钙与结合钙)排泄增加。

夜尿增多现象并非存在于所有儿童夜遗尿症患儿中。2009年 AbdelFatah 等观察了 50 例儿童夜遗尿症儿童与 30 例健康儿童夜间尿量和血中 ADH 水平,其结果显示:遗尿症儿童的血中 ADH 的平均水平为 39.49pg/ml,明显低于健康儿童的平均水平 44.80pg/ml($P<0.05$);进一步对儿童夜遗尿症儿童的临床亚组分析发现:伴夜尿增多者只有 28 例(占 56%),该亚组 ADH 的平均水平(21.10pg/ml)的确显著低于健康儿童和不伴夜尿增多亚组(46.99pg/ml)($P<0.001$);而非夜尿增多儿童夜遗尿症亚组与健康儿童比较 ADH 的平均水平无统计学差异。一项来自英国、法国、德国和加拿大 4 国 86 个中心的前瞻性、开放式研究报道,在入选的 744 例 5~15 岁儿童夜遗尿症患儿中甚有 80% 的患儿并不存在夜尿多现象。

AVP 分泌异常不能解释很多情况。很多遗尿儿童并不是每晚均有遗尿,往往 1 周只有几天遗尿,并且夜间尿量也会有很大的波动,有几晚尿量正常,有几晚多尿。部分夜间多尿夜遗尿儿童使用 DDAVP 治疗无效,并不能使夜间尿量下降,提示可能存在其他因素引起夜间多尿。Dossche L 发现与没有夜间多尿的儿童相反,遗尿和夜间多尿儿童在尿量、钠排泄、肾小球滤过率方面昼夜节律减弱。肾脏因素也是引起夜间多尿的重要原因之一,可以表现为肾脏对抗利尿激素的反应下降,也可表现为钠排泄、肾小球滤过异常等。

三、生理节律因素

生物节律系统负责生物节律产生和调节,通过生物节律调控各个系统的功能,使机体更加适应内外环境的变化。在自然界,从简单的单细胞生物到复杂的哺乳动物,乃至人类,几乎所有的生命体都存在着生物节律。哺乳动物的生物节律中枢位于下丘脑视交叉上核,其一万余个神经元负责生物节律的产生,尽管不同种族生物的节律系统组成有很大的不同,但生物节律的产生机制却极其相似,均为一系列称之为节律基因的转录和转录后的调控所产生的分子震荡所引起,包括昼夜生理节律、温度调控节律、代谢反射节律等。

除了这个中枢生物钟之外,机体的每个细胞和组织都有自己的外周生物钟。近来已经有研究表明,肾脏的外周生物钟可以调节肾功能和血压。尽管如此,我们还不知道中枢生物钟和外周生物钟之间的同步机制是如何实现的。但是,我们还是认为植物神经系统以及某些体液因素,比如美拉托宁、可的松等来自下丘脑视交叉上核的神经信号,可能在其中发挥了重要的作用。

具体到肾脏,尿液中水分及尿素的排泄是肾脏节律系统的重要组分。如,肾小球滤过率和肾脏的血流率是与尿液对大部分电解质的排泄节律是相吻合的。还有,肾脏的生理节律与血管加压素的血浓度,醛固酮以及其他与水代谢和电解质平衡相关激素的水平也是密切相关的。

(一)精氨酸血管加压素相关的生理节律

夜间多尿是因为肾脏的生理节律紊乱所导致的,无论是在夜间多尿的遗尿患儿,还是夜尿的病人,现在都有越来越多的证据表明肾脏的节律是有问题的,这个节律的异常是造成夜间多尿的重要原因。肾脏对尿液的浓缩或稀释,最终取决于调节集合管水通透性的精氨酸血管加压素(vasopressin,在人类称为抗利尿激素 ADH)是否存在。在正常的儿童,精氨酸血管加压素水平的生理节律成熟是控制尿量产生的重要原因,是控制夜间的尿量最多只达到白天尿量的 50% 左右的主要因素。夜间血管加压素水平的降低总是跟尿液浓缩程度的降低联系在一起,正是因为这个原因才导致了夜间尿量的增加以及尿液浓缩渗透压降低。

神经垂体对 AVP 释放的调节主要通过两种机制:渗透压机制和非渗透压机制。AVP 的渗透压调节依赖于下丘脑前部的

"渗透压感受器"细胞,该细胞接近视上核但又与之分开。这些细胞很可能通过改变其细胞容量,感知细胞外液渗透压变化。在下丘脑神经垂体器官培养研究中发现,存在着相同的 AVP 释放模式:氯化钠、蔗糖和甘露醇使渗透压达到 310mOsm/kg（H_2O）时,可引起 AVP 释放增加 3 倍,但尿素和葡萄糖却不能刺激 AVP 释放,这些研究支持该感受器是对渗透压,而不是对钠离子敏感的观点。

在无血浆渗透压变化时 AVP 也可以释放,这就是 AVP 释放的非渗透压机制。尽管非渗透压刺激多种多样,但躯体疼痛、精神应激、血压降低和血容量减少等是最主要的刺激。血压或血容量降低 7%~10% 时,可迅速引起 AVP 释放,因此,保持血容量完整比保持渗透压更为优先,非渗透压作用可超过渗透压降低所致的 AVP 释放抑制,该过程可以解释在肝硬化、心力衰竭等病理情况下低钠血症的发病机制。

有充分的证据表明,在循环系统的低压区(静脉),尤其是心房,存在着压力感受器。心房扩张可引起 AVP 释放减少,此过程部分由心房利钠肽的分泌介导。另外,左心房、主动脉和颈总动脉的牵张感受器也沿着迷走神经和舌咽神经将神经冲动传至延髓的孤束核,然后由交感神经将信息传至下丘脑。这些途径的重要性在于对抗压力感受器的神经刺激。

迄今为止,尽管人们已经广泛地接受了血管加压素节律异常是造成夜间多尿的重要原因,但是也不能否认还有其他的生理节律因素,也可造成这种现象。

ICCS 定义夜间多尿的标准是夜间尿量超过预计膀胱容量的 130%,这个公式只对 7~8 岁的儿童才是正确的,但对年龄更大或者更小的患儿,这个公式是不正确的。

(二)非血管加压素相关的生理节律

肾脏对离子(solute excretion)的排泄:在夜间多尿的遗尿患者,可以观察到肾脏对离子的过度排泄,特别是钠离子,导致了生理节律的异常。有很多研究表明,部分夜间多尿型的遗尿患者存在尿钠排泄的过多,夜尿尿钠的排泄过多可能与 24 小时内钠盐摄入过多或肾脏对钠盐处理的异常有关。但也有研究发现,尿钠排泄的过多与摄入无关,而与亨氏(Henle)袢对钠离子的重吸收异常有关。

白天钠离子的潴留可以导致夜间容量过多,抑制了众多血管活性激素的分泌,导致夜间尿钠的高分泌。同时,一些针对减少夜间尿钠排泄的治疗已经成功用于夜遗尿的治疗,如丙咪嗪被认为是通过减少尿钠排泄,从而对夜遗尿治疗有效。双氯芬酸与 DDAVP 联用也用于夜间多尿型夜遗尿的治疗。另外,清晨使用呋塞米,可以减少夜间尿钠的排泄,从而导致患儿对 AVP 恢复反应。但是,尿钠的高排泄率是否就会导致患儿对 AVP 的抵抗,目前还不清楚。高钙尿症也被认为是造成夜遗尿的原因,但目前有争议。

(三) 血管活性激素和前列腺素

天然 AVP 分子经过修饰,形成醋酸去氨血管加压素,延长了抗利尿活性(6~24 小时),并去除了血管升压活性。与肾脏处理离子及水分相关的激素(包括肾素、血管紧张素Ⅱ、醛固酮、心房利钠肽)与夜间多尿的发生有关。有研究表明,高尿钠排泄与血管紧张素Ⅱ血浓度及平均动脉压的降低有关,这可能与血管紧张素Ⅱ导致肾小管对尿液中钠离子的重吸收减少有关。有研究发现,对 DDAVP 抵抗的夜间多尿的夜遗尿患者,尿前列腺素 PGE2 的分泌也明显升高。PGE2 有很明显的拮抗精氨酸加压素的效应。另外,非甾体类消炎药 NSAID 和前列腺素合成抑制剂可以减少尿钠的排泄,不仅可以减少尿量,还可以减少夜尿量。

(四) 高血压与夜遗尿

儿童血压节律的异常也跟夜遗尿的发生相关。高血压,特别是缺乏夜间血压波动的高血压,与夜间多尿、尿钠排泄增加存在相关性。夜遗尿儿童夜间的血压是偏高的,而且,在成人及儿童,夜间睡眠中断也与高血压存在相关性。

（五）肾小球滤过率

GFR 也存在昼夜节律的波动:夜间 GFR 约降低 15%~30%,且这个现象与夜间激素分泌的变化无关。这些患儿由于各种原因导致的夜间容量过多,血压升高和高滤过,导致夜尿的发生。

肾脏对水分及电解质的调节具有十分复杂的机制,主要包括抗利尿激素 AVP 的释放机制,以及与其他激素、血压、肾小球滤过率等。这些肾脏生理节律的研究,对单一症状夜遗尿患者,特别是对 DDAVP 抵抗的夜间多尿型夜遗尿患者的发生机制及治疗策略是有益的。

四、膀胱机制紊乱

膀胱是储存尿液的肌性囊性器官,膀胱有很大的弹性,其形状、位置、大小、壁的厚度和毗邻等随充盈程度的不同而有所变化。不同年龄、性别和个体的膀胱容量也有所差异,正常儿童膀胱容量平均约为(年龄 +1)×30ml。膀胱壁可分为三层,即膀胱黏膜、膀胱肌层和膀胱外膜。膀胱受自主神经的支配,神经纤维来自由下腹下丛的交感神经和骶髓 2~4 节的盆内脏神经的副交感神经形成的膀胱丛。膀胱大部(主要是膀胱壁肌层)以副交感神经支配为主,起收缩膀胱肌层的作用,而肌层的交感神经纤维稀少,起舒张肌层的作用;而膀胱颈及后尿道则以交感神经为主,起收缩膀胱颈的作用。膀胱颈的平滑肌、括约肌受交感和副交感神经的双重支配,交感神经兴奋括约肌收缩,副交感神经兴奋则括约肌舒张。排尿运动分为两个不同的周期:一是储尿阶段,膀胱受容性舒张,膀胱内压始终 ≤15cmH$_2$O,无逼尿肌收缩,致膀胱松弛,同时尿道平滑肌及尿道横纹肌呈持续收缩,致尿道关闭,尿道内压始终大于膀胱内压,咳嗽等腹压增加可使膀胱压升高,尿道压也同步升高使尿液安全储存于膀胱内,称为储尿期,此期生理情况下能达到膀胱低压储尿和无尿失禁两个基本要求;二是排尿阶段,逼尿肌持续有力地收缩即膀胱收缩,尿道平滑肌、膀胱颈及尿道横纹肌松弛,致尿道内压下降,排尿压力始终大于尿道阻力使尿液排出,称为排尿期,此期生理情况下能达到尿线较粗且有力和膀胱完全排空两个基本要求。下尿路储尿和排尿是在神经体液因素共同作用下,通过尿道的机械活动而实现的。总之,排尿运动是在膀胱及尿道这两个器官相互制约和相互协调下进行的。

研究发现夜遗尿患者存在膀胱机制紊乱现象。印度学者Rachna Sehgal 等对 119 例 5~14 岁原发性夜遗尿患儿前瞻性研究发现,68.9% 的患儿存在尿流动力学异常,其中43.1% 有逼尿肌无抑制收缩即不稳定膀胱收缩,17.2% 膀胱容量减小,3.4%膀胱容量增大,2.5% 膀胱顺应性减低,2.5% 逼尿肌括约肌协同失调。2013 年埃及学者对 56 例 7~16 岁经其他多种医学方法治疗至少 6 个月以上均无效应的顽固性遗尿患儿进行了尿流动力学检测,结果显示膀胱充盈异常 25 例,包括膀胱容量减小占 39%,膀胱顺应性减低占 32%,逼尿肌过度活跃占 45%;排泄障碍的患儿有 70% 逼尿肌括约肌协调障碍和 67% 膀胱流出道梗阻。

夜遗尿患者膀胱机制紊乱大致包括以下几个方面:

1. 小容量高张膀胱 多项研究发现,原发性夜遗尿患儿存在膀胱容量减小。特别是长期遗尿伴有反复泌尿系统感染的患儿,膀胱黏膜炎症致膀胱神经末梢受到刺激,黏膜敏感性增加,引起逼尿肌不稳定,长期感染刺激造成膀胱顺应性降低致功能性膀胱容量减小,充盈期膀胱压力过高,充盈末常表现较强的逼尿肌收缩,尿道括约肌却仍处于收缩状态。排尿期逼尿肌反射过强,尿液却不一定完全排空。

2. 逼尿肌反射亢进 即膀胱充盈期出现明显的无抑制收缩,且患儿不能感觉或不能及时作出反应收缩尿道外括约肌以防止尿失禁的发生,目前认为膀胱充盈期的无抑制收缩是导致尿频、尿急、急迫性尿失禁或遗尿的主要原因。日本学者调查88 例遗尿患儿,21 例为非单一症状性夜遗尿,即 23.9% 伴有膀胱过度活跃症,100% 有尿急,85.7% 有尿频,57.1% 有急迫性尿失禁。土耳其研究者也发现非单一症状夜遗尿患儿存在逼尿肌过度活跃。而希腊学者研究了 75 例单一症状性夜遗尿和 25 例非单一症状性夜遗尿,发现均存在逼尿肌过度活跃现象,其中单一症状组逼尿肌过度活跃占 30.5%,而非单一症状组逼尿肌过度活跃占 68%。巴西研究者也发现遗尿和膀胱过度活跃有关。出现无抑制收缩的原因可能与患儿脊髓通路和脑干排尿抑制中枢成熟滞后有关;有时便秘也可导致逼尿肌的无抑制收缩出现急迫性尿失禁,解除便秘后此种泌尿系统症状也随之消失,因此遗尿的治疗需解除便秘的影响。

3. 懒膀胱综合征　遗尿患儿常伴有日间排尿次数减少和不完全排尿,可能和尿床后潮湿等不适刺激或父母要求其憋尿训练有关,长此以往可导致膀胱容积明显增大且顺应性良好,逼尿肌反射存在但收缩持续时间较短,常不能完全排空,存在残余尿,排尿时常使用腹压辅助排尿,尿道括约肌常协同良好,一般没有膀胱输尿管反流。印度学者研究发现,3.4% 的原发性夜遗尿患儿膀胱容量增大。膀胱的慢性扩张易导致泌尿系统感染、充盈性尿失禁或压力性尿失禁等。

4. 精神性非神经源性膀胱(Hinman 综合征)　通常为遗尿患儿家长性格比较固执且不耐心,把孩子尿床当成一种故意行为而谴责,孩子则常因尿床受到精神上或肉体上的惩罚,孩子迷茫、压抑和担心尿床带来的一切后果的恐惧成为孩子的主要心理状态,不知道该如何控制排尿,因此平日尽可能收缩尿道外括约肌来达到控尿目的。Mostafa Elmissiry 等和 Rachna Sehgal 等的两项研究均发现原发性夜遗尿患儿存在逼尿肌括约肌协调障碍现象,前一项研究同时发现遗尿患儿存在膀胱流出道梗阻现象。Hinman 综合征为精神因素所致的一种获得性异常综合征,以逼尿肌收缩时尿道外括约肌也同时收缩为主要特征,并可造成下尿路梗阻。表现为膀胱容量明显增大且顺应性减低,充盈期逼尿肌无抑制收缩明显,排尿期逼尿肌反射亢进且尿道外括约肌间断痉挛而膀胱排空不良,常有大量残余尿,50%的患儿有膀胱输尿管反流等类似于神经源性膀胱的表现,但脊髓 MRI 一般正常。

五、肾脏因素

肾脏在维持人体水、电解质平衡中起主要作用。肾小球每日滤过约 180L 的液体为原尿,但是经过肾小管的一系列处理过程,仅有约 1.5L 的尿液排出;根据自身水平衡的需求,每日尿量的波动可以很大,提示肾脏具有强大的浓缩稀释功能。影响尿液生成的因素包括循环中抗利尿激素水平、肾髓质渗透压梯度、肾血流量和肾小球滤过率等。

(一)抗利尿激素和肾脏

正常情况下抗利尿激素通过与肾脏集合管上的抗利尿激素受体(AVPR2)结合并刺激集合管上主细胞分泌合成水通道蛋白 2(AQP2),从而调控水在细胞的进出。在 Brattle Boro 小鼠实验研究中发现,抗利尿激素缺乏时肾脏内 AQP2 表达下降同时伴有多尿,给予抗利尿激素治疗 5 天,AQP2 表达上调 3 倍。表现为多尿、尿浓缩障碍及伴夜间抗利尿激素分泌异常的遗尿患儿可能正是抗利尿激素分泌减少,从而由其介导的 AQP2 表达缺失所致,补充抗利尿激素即能纠正遗尿。Radetti G 等的研究表明抗利尿激素治疗有效的遗尿组患儿尿中 AQP2 浓度要显著低于抗利尿激素治疗无效的遗尿患儿。而先天性肾性尿崩症患儿中约 90% 可因 AVPR2 表达缺陷、10% 可因 AQP2 表达缺陷导致多饮多尿、夜间遗尿等。

(二)肾髓质渗透压梯度

由于肾脏髓袢降支和升支对水和溶质的通透性不同而形成肾髓质外带的渗透梯度,渗透梯度的形成和 Na^+ 的平衡密切相关。慢性肾炎患儿由于肾小管间质损伤等因素,肾髓质渗透压梯度消失,造成尿液的浓缩障碍从而引起夜尿增多。遗传性肾囊肿病患儿如肾单位肾结核(NPHP)、髓质囊性病、常染色体显性遗传性多囊肾等都常会有遗尿等尿液浓缩障碍的临床表现。

（三）肾血流量和肾小球滤过率的生理节律

Pons M 等在正常 SD 大鼠的研究中发现肾小球滤过率（GFR）和肾血流量（RPF）呈现明显的生理节律，无论 GFR 还是 RPF 夜间水平显著高于白天。Voogel AJ 等则对正常人和肾病综合征患者的生理节律进行了研究，发现 GFR 的昼夜变化并不是由血压或者心输出量的变化所致的；肾病综合征患者呈现反向的 GFR 节律跟体液机制有关、跟浮肿状态下的血流动力学无关。在另一特定的小鼠模型（存在调控昼夜节律条件等位基因 Bmal1 和在内源性肾素驱动下可表达 Cre 重组酶）即 Bmal1（lox/lox）/Ren1（d）Cre 模型小鼠，它们的肾脏中 BMAL1 蛋白表达缺失或减少，从而表现为尿量增多、尿钠排泄的昼夜节律改变、GFR 升高同时血浆醛固酮水平显著下降，伴随着血压下降，上述结论表明肾脏局部的生理节律可调控体内水平衡和血压稳定。而肾脏生理节律主要归因于肾脏对机体某些因素变化的反应，如激素的分泌、血压的昼夜变化、休息与活动的转换、饥饿/饱食等。对循环中的因素进行分析，显示维持水和电解质平衡的血管加压素、醛固酮和许多其他激素的水平也表现为昼夜节律震荡；然而缺乏周围节律性刺激时肾脏的分泌节律也能维持较长一段时间。Moore-Ede 指出昼夜循环分泌构成了可预测性的自我稳定系统，当食物和液体摄入增多时，这一系统可提高肾单位对其的处理能力。

GFR 的昼夜节律是人很重要的生理过程，不论循环中血管活性物质的水平如何，夜间 GFR 可降至 15%~30%。然而被打乱的 GFR 节律在夜遗尿中的作用还不明确。最初推测夜间 GFR 下降是由功能性肾脏储备能力的调动引起的。理论上这可以是最初的主要表现，但更可能继发于间质中的液体和 Na$^+$ 聚集以及血浆渗透压的提高，从而导致循环容量增加；由此引起血压升高和高滤过，最终引起遗尿患儿夜间渗透性物质排泄增多。正常的肾脏拥有功能性肾脏储备能力,同时可以被多巴胺、氨基酸灌流、蛋白质负荷及渗透负荷调控。尽管功能性肾脏储备能力这一理论非常诱人,但是目前尚缺乏人体试验佐证这一理论。有关尿液高度浓缩、抗利尿激素抵抗型遗尿患儿上午应用呋塞米可以显著下降夜遗尿的发生率的现象可以辅佐上述理论;而且夜间多尿型遗尿患儿夜间高血压的发生率升高可能与GFR昼夜节律紊乱有关。

肾脏因素在遗尿发生中发挥了一定作用,尤其是肾脏自身固有的生理节律紊乱在抗利尿激素抵抗型夜遗尿发生中起着至关重要的作用。

六、遗传因素

人们很早就注意到儿童夜遗尿有较明显的家族遗传性倾向。20世纪90年代Frary等的研究表明夜遗尿患儿中32%的父亲和23%的母亲都曾经有夜遗尿病史。现有的研究资料显示:约50%以上的原发性夜遗尿有阳性家族史,其中双亲均曾有原发性夜遗尿的家庭,其子女患原发性夜遗尿的概率为75%;双亲之一曾有原发性夜遗尿的家庭,其子女患原发性夜遗尿的概率为45%;双亲均无原发性夜遗尿阳性家族史的散发病例发病率不足15%。在有阳性家族史的家庭中,子女发生原发性夜遗尿的概率因父母患病不同而存在差异。较之父亲曾患原发性夜遗尿,母亲曾患原发性夜遗尿的子女患原发性夜遗尿的概率成倍增加(3.63倍 vs. 1.85倍)。Oguz U等的研究显示患原发性夜遗尿的家长及其患夜遗尿患儿夜遗尿症状自发缓解年龄是呈正相关的。

针对双胞胎的夜遗尿研究进一步论证了遗传因素是夜遗尿发生的重要因素。同卵双胞胎和异卵双胞胎中的夜遗尿发生率是一样的,但同卵双胞胎发生夜遗尿临床表现相似性是异卵双胞胎的两倍。一项芬兰的双胞胎队列研究包含了112 220名年龄在33~60岁的受试者,其中包括1298名同卵双胞胎和

2419 名异卵双胞胎。研究结果显示 3.4% 的女童"经常"遗尿(男童为 4.0%)，而 5.7% 女童"有时"出现遗尿(男童为 8.0%)。成年后，女性每周和每月发生夜尿症的概率分别为 0.3%(男性为 0.2%)和 0.07%(男性为 0.1%)。那些在童年经历过遗尿的人，成年后分别有 5.4% 的男性和 5.5% 的女性"至少有时"会出现夜尿症。而对于自称从未有过夜尿症的成年人中，70.8% 的男性和 77.9% 的女性在童年时期从未经历过遗尿。对于儿童时期的遗尿症，单卵双胞胎和异卵双胞胎的一致率分别为 0.43 和 0.19，在成人中则分为 0.25 和 0。总之，夜间遗尿在儿童时期很常见，成年后很少见。该研究很好地证实了遗传因素在遗尿发生中的核心作用。

原发性夜遗尿的遗传方式包括常染色体显性遗传、常染色体隐性遗传、多基因遗传以及多种遗传模式共存等。

(1) 常染色体显性遗传：有 11 个家庭中所有的后代都患夜遗尿，可能的原因是父母之一存在纯合突变的遗尿相关基因或者父母均存在杂合突变；Eiberg 等针对 430 户丹麦家庭进行普查发现有 11 个家庭至少两代人中有夜遗尿患者，这些家庭中共有 82 名小孩，其中 39 名患有夜遗尿，男女比为 17：22，同时夜遗尿患者的分布情况提示常染色体显性遗传并伴较高的外显率。

(2) 常染色体隐性遗传：Frary 共分析了 221 个家庭，共 787 名成员，其中 239 名成员患有夜遗尿，并将家庭分为 3 组：第一组为父母均患夜遗尿、第二组为父母任何一方患夜遗尿、第三组为父母双方均未患夜遗尿。分析发现第一组中的所有后代均患夜遗尿，第二组中 53% 的后代患夜遗尿，第三组中 36% 的后代患夜遗尿，这一研究结果表明原发性夜遗尿可按常染色体隐性遗传方式遗传。

(3) 多基因遗传：目前尚未找到原发性夜遗尿相关的致病基因，有学者推测夜遗尿的发生是环境和多基因之间的交互作用。

（4）多种遗传模式共存：一项来自瑞典 392 个原发性夜遗尿家庭的调查结果显示：常染色体显性遗传占 43%，而隐性遗传者仅为 9%，散发者占 33%，而如果只考虑一级亲属中有无夜遗尿则散发者占 44%。von Gontard A 等的研究结果跟上述的瑞典研究结论相似，他们的研究表明 44% 的夜遗尿为常染色显性遗传伴高外显率，23.3% 伴低外显率，4.4% 为常染色体隐性遗传，而散发病例占 28.3%。目前认为夜遗尿的遗传方式以常染色体显性遗传伴高外显率为主，随后为常染色体显性遗传伴低外显率，再者为常染色体隐性遗传。约 1/3 患者为散发病例，可能与环境因素有关。同时遗传方式和临床表型间也没有明确的相关性。

尽管目前尚未明确原发性夜遗尿相关的致病基因，但有报道其位点主要定位于 12q（D12S80/43）以及 13q（D13S263/91）。尚见有染色体 8 和 22 的报道。

与尿液浓缩关系密切的水通道蛋白 -2（APQ2）的基因位于 12q13，同原发性夜遗尿相关基因处于相同基因座，且去氨加压素治疗原发性夜遗尿时有 APQ2 表达增加，但迄今尚未发现该基因与原发性夜遗尿有关的证据。这也说明伴夜尿多的原发性夜遗尿并非源自产尿器官——肾脏，而是其上游的抗利尿激素（ADH）分泌不足。

此外，一系列基因多态性被认为与原发性夜遗尿的发病有关，如 1991 年 Bhatia 提出，原发性夜遗尿与注意力缺陷多动障碍（ADHD）为共患病。我国学者也观察到多巴胺 D4 受体（DRD4）基因 -616 位点由 C 到 G 的转换可能与原发性夜遗尿发生有关。尚有关于 5 羟色胺受体 2A 基因 Rs6313 多态性、神经元一氧化氮合成酶（nNOS）CC 型基因多态性与原发性夜遗尿发病相关的报道。

七、脑干反射抑制功能的发育延迟

研究现已证实儿童夜遗尿症患儿的觉醒阈明显高于健康

儿童,且与是否伴夜尿增多无关。借助前脉冲抑制测定、惊吓-眨眼调节反射、惊吓反射条件下脑干诱发电位(视觉、听觉)等脑干功能的测试方法,观察到间歇性 120 毫秒前脉冲刺激时儿童夜遗尿症患儿表现前脉冲抑制缺乏(prepulse inhibition,PPI),脑干听觉诱发电位(BAEP)Ⅰ~Ⅲ和Ⅰ~Ⅴ峰间潜伏期明显增加,而经去氨加压素或遗尿报警器治疗后,其惊吓反射时的 PPI 增强。说明儿童夜遗尿症患儿在遗传背景下存在着脑干反射抑制功能发育延迟,脑干抑制功能减低,从而影响到包括对抑制排尿信号处理在内的能力缺陷,导致夜遗尿症患儿觉醒不足或缺失。

(一)脑-神经发育延迟

儿童夜遗尿症发生的根源在于脑功能异常,确切地说是脑功能发育延迟而影响到排泄调控和睡眠觉醒中枢。已有的研究找到一些脑组织结构和神经功能异常的证据,如:观察到儿童夜遗尿症患儿存在以 α 或 β 节律慢波化为主的脑电图异常;部分夜遗尿症患儿存在与遗传决定的脑功能发育不成熟有关的浅睡眠期中央颞区放电,以及骶部及下肢体感神经上行传导速度减慢。

近年来借助弥散张量成像技术、单一声源及前脉冲混合刺激、图形理论基础网络分析技术(graph-based network analyses)对儿童夜遗尿症学龄儿童进行研究分析,结果显示:在与膀胱储尿和睡眠觉醒有关的中枢区域,同健康对照比较,夜遗尿症儿童睡眠中丘脑的平均扩散系数(MD)和部分各向异性(FA)明显降低,大脑额叶、前扣带皮质、脑岛的 MD 增高;与排尿控制有关前额皮质的前扣带回对于纯音刺激的抑制活性较健康儿童减低;单一症状性夜遗尿症患儿存在着影响双侧脑半球整合与传播的大脑网络功能改变,其特点表现为较正常对照呈现低集聚系数、全球性或局部性低效能以及更长的传导路径。这为夜遗尿症的患儿存在中枢性尿控和睡眠觉醒异常提供了有力的病理生理证据,更进一步的确切作用机制有待于更加深入的研究。

(二) 精神 - 行为改变

遗尿症患儿常存在着不同程度的心理 - 精神问题,亦因亦果;已成为继父母离异、家庭暴力之后第 3 位严重影响儿童心理的生活事件,维护夜遗尿症患儿心理健康不容忽视。

在智力发育迟缓、自闭症、注意力缺陷和运动或感知功能障碍的儿童中,遗尿症发生频率增加。国内外的研究观察已证实,长期遗尿可降低夜遗尿症患儿的生活质量,影响其心理和人格的健康发育,易自卑、焦虑、孤僻、害羞、喜怒无常,乃至有攻击行为;引起社交障碍,表达和认知能力差,甚至影响智力发育。国内外的研究均显示夜遗尿症患儿自我评价得分(Piers-Harris 儿童自我意识量表,PHCSS)较健康对照组明显减低。所幸是经过治疗后,随着遗尿现象的缓解,夜遗尿症患儿的自我评估(包括焦虑)有明显回升,可几近正常儿童水平。

此外,夜遗尿症儿童常存在感觉统合失调现象。通过儿童感觉统合能力发展量表观察到夜遗尿症组儿童所有感觉统合功能因子得分较之健康同龄对照组均明显减低($P<0.01$)。

(傅海东　姚　勇　毛建华)

第三节　常见的伴随疾病

在夜遗尿症患儿中常可见到一些伴随疾病,如注意缺陷多动症(attention deficit hyperactivity disorder,ADHD)、阻塞性睡眠呼吸暂停综合征(obstructive sleep apnoea syndrome,OSAS)、便秘(constipation)、隐性脊柱裂(spina bifida occulta,SBO)等,这些伴随病与儿童夜遗尿症的患病有着一定的关联。

一、注意力缺陷多动障碍

早在 1991 年 Bhatia 就提出儿童夜遗尿症与注意力缺陷多动障碍(ADHD)为共患病,可能与儿童夜遗尿症发病相关。我国学者也观察到多巴胺 D4 受体(DRD4)基因 -616 位点由 G 到

C 的转换可能与儿童夜遗尿症发生有关。但两者共患的确切机制和重叠发病的情况尚无准确的数据资料。

二、阻塞性睡眠呼吸暂停综合征

在儿童中阻塞性睡眠呼吸暂停综合征较为普遍存在,患病率约为 7.0%~7.5%(伴气道梗阻者约为 1%~5%)。

OSAS 与单一症状性儿童夜遗尿症间有着一定的关联,可能与 OSAS 导致睡眠中慢性缺氧导致大脑神经调节功能紊乱、唤醒阈提高有关。

1. OSAS 患儿中单一症状性儿童夜遗尿症患病率高发。有报道习惯性打鼾患儿中单一症状性儿童夜遗尿症的发生率为 15.8%~18.0%。OSAS 患儿中单一症状性儿童夜遗尿症患病率为 24%~60%,明显高于同年龄段无 OSAS 儿童的单一症状性儿童夜遗尿症患病率(17%)。

2. OSAS 直接影响着单一症状性儿童夜遗尿症的严重程度。近年一项临床研究显示:不论年龄与性别,难治性单一症状性儿童夜遗尿症组(43 例,6~12 岁)(经弥凝或联合奥昔布宁治疗 3 个月,夜遗尿仍 >3 次 / 周者)OSAS 合并率为 60%,明显高于同年龄正常对照组(30 例)的 6.6%($P<0.0001$),且 OSAS 严重者的夜遗尿频率明显高于轻症者($P<0.03$)。国内学者也观察到不同程度 OSAS 对儿童夜遗尿症发生的影响差异,OSAS 患儿组单一症状性儿童夜遗尿症的患病率为 51.6%,而原发性打鼾组仅为 15.8%。

3. OSAS 治疗后(包括扁桃体 / 腺样体切除或糖皮质激素鼻腔给药)单一症状性儿童夜遗尿症症状可缓解或明显减轻,有效率可达 86%,术后 3 个月内完全缓解率达 60%,术后 1 年的完全缓解率也可维持在近 50% 水平。

三、儿童便秘

由于直肠与膀胱出于共同的胚胎起源,有着相似的神经支配,便秘与过度活动性膀胱(OAB)以及相关的尿路感染、膀胱输尿管反流和遗尿有着一定的关联。在慢性功能性便秘儿童中儿童夜遗尿症的患病率约为 25%(近 90% 表现为夜遗尿),而夜遗尿症患儿中有 15.8% 伴便秘;OAB 患儿中便秘的发生率可高达 45%。作为儿童夜遗尿症的相关因素,便秘更多见于非单一症状性夜遗尿症的患儿。

四、隐性脊柱裂

SBO 在儿童基础人群中的发生率为 25%~30%,但在夜遗尿症患儿中 SBO 的检出率可高达 40.5%,且与小儿遗尿症有一定关联(与尿床程度和临床治疗有关)。目前确切的影响机制不清,但 SBO 作为遗尿症患儿最常见的器质性病变,不排除部分 SBO 通过骶尾神经受激惹乃至脊髓栓系综合征而影响到膀胱的稳定性,成为难治性遗尿症发病的潜在因素。

综上所述,在儿童夜遗尿症引发的诸多病理生理改变中,睡眠唤醒障碍、夜间多尿和膀胱功能障碍是儿童夜遗尿症三大基本的病理生理因素。从病理生理角度看儿童夜遗尿症的发病机制:不论有无夜间多尿和功能性小容量性膀胱,夜间尿量超出膀胱容量是遗尿症发生的先决条件,即夜尿量与膀胱容量的比值 >1 就有发生夜遗尿的病理生理基础。Tauris 等观察到大多数的夜遗尿发生在夜尿量 / 最大膀胱容量 >1 时;反之,夜尿量与最大膀胱容量(MVV)的比值常 <1,提示夜遗尿的条件取决于夜间尿量是否超出膀胱的最大容量。睡眠觉醒障碍则是儿童夜遗尿症的必备条件,起决定性作用;不能觉醒的夜间排尿即为遗尿,而觉醒后的夜间排尿则属夜尿。儿童夜遗尿症发生的更深层次的发病机制则在于一定(家族性)遗传背景下,脑及睡眠觉醒中枢、排尿感控中枢相关的神经网络功能的发育延迟。精神 - 行为改变、ADHD、OSAS 和便秘等常伴随在遗尿症过程中。

(姚　勇)

参考文献

1. Wolfish NM, Pivik RT, Busby KA. Elevated sleep arousal thresholds in enuretic boys:clinical implications.Acta Paediatr, 1997, 86:381

2. Yeung CK, Diao M, Sreedhar B. Cortical arousal in children with severeenuresis.N Engl J Med, 2008, 358:2414

3. Cohen-Zrubavel V, Kushnir B, Kushnir J, et al.Sleep and sleepiness inchildren with nocturnal enuresis.Sleep, 2011, 34:191

4. Dhondt K, Raes A, Hoebeke P, et al. Abnormal sleep architecture and refractory nocturnal enuresis.J Urol, 2009, 182:1961

5. Ornitz EM, Hanna GL, de Traversay J. Prestimulation induced startle modulation in attention-deficit hyperactivity disorder and nocturnal enuresis. Psychophysiology, 1992, 29:437

6. Ornitz EM, Russell AT, Hanna GL, et al.Prepulse inhibition of startle and the neurobiology of primary nocturnal enuresis. Biol. Psychiatry, 1999, 45: 1455

7. Tryggve Neveus. Pathogenesis of enuresis:Towards a new understanding. International Journal of Urology, 2017, 24, 174

8. Ashraf El-Mitwalli, Adel Salah Bediwy, Ashraf Ahmed Zaher, et al.Sleep apnea in children with refractory monosymptomatic nocturnal enuresis.Nature and Science of Sleep, 2014, 6, 37

9. Afroditi V Sakellaropoulou, Maria N Hatzistilianou, Maria N Emporiadou. Association between primary nocturnal enuresis and habitual snoring in children with obstructive sleep apnoea-hypopnoea syndrome.Arch Med Sci, 2012, 8(3):521

10. Kovacevic L, Jurewicz M, Dabaja A, et al. Enuretic children with obstructive sleep apnea syndrome:should they see otolaryngology first? J Pediatr Urol, 2013, 9(2):145

11. Bing Yu, Mingzhu Huang, Xu Zhang, et al.Noninvasive Imaging of Brain Oxygen Metabolism in Children with Primary Nocturnal Enuresis During Natural Sleep.HumanBrainMapping, 2017, 38:2532

12. Soren Rittig, Henriette Schaumburg, Frank Schmidt, et al.Long-term Home Studies of Water Balance in Patients with Nocturnal Enuresis.Scand J Ural Nephrol, 1997, 183:25

13. Tauris LH, Andersen RF, Kamperis K, et al. Reduced anti-diuretic response to desmopressin during wet nights in patients with monosymptomatic nocturnal enuresis. J Pediatr Urol, 2012, 8(3):285

14. K Kamperis, S Rittig, K A Jorgensen, et al.Nocturnal polyuria in monosymptomatic nocturnal enuresis refractory to desmopressin treatment.Am J Physiol Renal Physiol, 2006, 291:1232

15. J Vande Walle, C Vande Walle, P Van Sintjan, et al.Nocturnal Polyuria is Related to 24-Hour Diuresis and Osmotic Excretion in an Enuresis Population Referred to a Tertiary Center.The J of Urol, 2007, 178:2630

16. Rittig S, Knudsen UB, Nørgaard JP, et al. Abnormal diurnal rhythm of plasma vasopressin and urinary output in patients with enuresis. Am J Physiol, 1989, 256(4Pt2):F664

17. Diaa AbdelFatah, Hassan Shaker, Mahmoud Ismail, et al.Polyuria and Nocturnal Arginine Vasopressin (AVP):A Key Factor in the Pathophysiology of Monosymptomatic Nocturnal Enuresis.Neurourology and Urodynamics, 2009, 28:506

18. AbdelFatah D, Shaker H, Ismail M, et al. Nocturnal polyuria and nocturnal arginine vasopressin (AVP):a key factor in the pathophysiology of monosymptomatic nocturnal enuresis. Neurourol Urodyn, 2009, 28(6):506

19. Charlotte Van Herzeele, Jonathan Evans, Paul Eggert, et al. Predictive parameters of response to desmopressin in primary nocturnal enuresis. Journal of Pediatric Urology, 2015, 11:200.e1

20. L Dossche, A Raes, P Hoebeke, et al.Circadian Rhythm of Glomerular Filtration and Solute Handling Related to Nocturnal Enuresis.The J Of Uro, 2016, 195:162

21. Okamura H, Doi M, Fustin JM, et al.Mammalian circadian clock system: Molecular mechanisms for pharmaceutical and medical sciences. Adv Drug Deliv Rev, 2010, 62:876

22. Richards J, Gumz ML.Advances in understanding the peripheral circadian clocks. FASEB J, 2012, 26:3602

23. Tokonami N, Mordasini D, Pradervand S, et al.Local renal circadian clocks control fluid-electrolyte homeostasis and BP. J Am Soc Nephrol, 2014, 25:1430

24. Pons M, Forpomes O, Espagnet S, et al.Relationship between circadian

changes in renal hemodynamics and circadian changes in urinary glycosa-minoglycan excretion in normal rats. Chronobiol Int,1996,13:349

25. Voogel AJ,Koopman MG,Hart AA,et al.Circadian rhythms in systemic hemodynamics and renal function in healthy subjects and patients with nephrotic syndrome. Kidney Int,2001,59:1873

26. Hurwitz S,Cohen RJ,Williams GH.Diurnal variation of aldosterone and plasma renin activity:timing relation to melatonin and cortisol and consistency after prolonged bed rest. J Appl Physiol,2004,96:1406

27. Norgaard JP,Pedersen EB,Djurhuus JC.Diurnal anti-diuretic-hormone levels in enuretics. J Urol,1985,134:1029

28. Rittig S,Knudsen UB,Norgaard JP,et al.Abnormal diurnal rhythm of plasma vasopressin and urinary output in patients with enuresis. Am J Physiol,1989,256:F664

29. Rittig S,Schaumburg HL,Siggaard C,et al.The circadian defect in plasma vasopressin and urine output is related to desmopressin response and enuresis status in children with nocturnal enuresis. J Urol,2008,179:2389

30. Rittig S,Kamperis K,Siggaard C,et al.Age related nocturnal urine volume and maximum voided volume in healthy children:reappraisal of International Children's Continence Society definitions. J Urol,2010,183:1561

31. Hunsballe JM,Rittig S,Pedersen EB,et al.Single dose imipramine reduces nocturnal urine output in patients with nocturnal enuresis and nocturnal polyuria. J Urol,1997,158:830

32. Kuznetsova AA,Natochin YV,Papayan AV.Osmoregulatory function of the kidney in enuretic children. Scand J Urol Nephrol,1998,32:132

33. Rittig S,Matthiesen TB,Pedersen EB,et al.Sodium regulating hormones in enuresis. Scand J Urol Nephrol Suppl,1999,202:45

34. Dehoorne JL,Raes AM,van Laecke E,et al. Desmopressin resistant nocturnal polyuria secondary to increased nocturnal osmotic excretion. J Urol,2006,176:749

35. Natochin YV,Kuznetsova AA.Defect of osmoregulatory renal function in nocturnal enuresis. Scand J Urol Nephrol Suppl,1999,202:40

36. Vande Walle J,Vande Walle C,Van Sintjan P,et al.Nocturnal polyuria is related to 24-hour diuresis and osmotic excretion in an enuresis population

referred to a tertiary center. J Urol,2007,178:2630

37. Nicco C,Wittner M,DiStefano A,et al.Chronic exposure to vasopressin upregulates ENaC and sodium transport in the rat renal collecting duct and lung. Hypertension,2001,38:1143

38. Ecelbarger CA,Kim GH,Wade JB,et al.Regulation of the abundance of renal sodium transporters and channels by vasopressin. Exp Neurol,2001, 171:227

39. Kuznetsova AA,Shakhmatova EI,Prutskova NP,et al.Possible role of prostaglandins in pathogenesis of nocturnal enuresis in children. Scand J Urol Nephrol,2000,34:27

40. De Guchtenaere A,Vande Walle C,Van Sintjan P,et al.Desmopressin resistant nocturnal polyuria may benefit from furosemide therapy administered in the morning. J Urol,2007,178:2635

41. Rittig S,Matthiesen TB,Pedersen EB,et al.Circadian variation of angiotensin II and aldosterone in nocturnal enuresis:relationship to arterial blood pressure and urine output. J Urol,2006,176:774

42. Kamperis K,Hansen MN,Hagstroem S,et al.The circadian rhythm of urine production,and urinary vasopressin and prostaglandin E2 excretion in healthy children. J Urol,2004,171:2571

43. Kamperis K,Rittig S,Bower WF,et al.Effect of indomethacin on desmopressin resistant nocturnal polyuria and nocturnal enuresis. J Urol,2012,188: 1915

44. Kruse A,Mahler B,Rittig S,et al.Increased nocturnal blood pressure in enuretic children with polyuria. J Urol,2009,182:1954

45. Mahler B,Kamperis K,Schroeder M,et al.Sleep deprivation induces excess diuresis and natriuresis in healthy children. Am J Physiol Renal Physiol, 2012,302:F236

46. Kamperis K,Hagstroem S,Radvanska E,et al.Excess diuresis and natriuresis during acute sleep deprivation in healthy adults. Am J Physiol Renal Physiol,2010,299:F404

47. De Guchtenaere A,Vande Walle C,Van Sintjan P,et al.Nocturnal polyuria is related to absent circadian rhythm of glomerular filtration rate. J Urol, 2007,178:2626

48. 吴阶平 . 吴阶平泌尿外科学 . 济南:山东科学技术出版社,2004

49. Sehgal R, Paul P, Mohanty NK, et al.Urodynamic Evaluation in Primary Enuresis: An Investigative and Treatment Outcome Correlation.J Trop Pediatr, 2007, 53(4):259

50. Elmissiry M1, Abdelkarim A, Badawy H, et al.Refractory enuresis in children and adolescents: How can urodynamics affect management and what is the optimum test? J Pediatr Urol, 2013, 9(3):348

51. Sehgal R, Paul P, Mohanty NK, et al.Urodynamic Evaluation in Primary Enuresis: An Investigative and Treatment Outcome Correlation.J Trop Pediatr, 2007, 53(4):259

52. Elmissiry M, Abdelkarim A, Badawy H, et al.Refractory enuresis in children and adolescents: How can urodynamics affect management and what is the optimum test? J Pediatr Urol, 2013, 9(3):348

53. Tolunay O, Buyan N, Tan MÖ, et al.Urodynamic disorders and renal scarring in pediatric patients with nonmonosymptomatic nocturnal enuresis. Turk J Med Sci, 2015, 45(2):320

54. Kajiwara M1, Kato M, Mutaguchi K, et al.Overactive Bladder in Children Should Be Strictly Differentiated from Monosymptomatic Nocturnal Enuresis. Urol Int, 2008, 80:57

55. Charalampous S, Printza N, Hashim H, et al.Bladder wall thickness and urodynamic correlation in children with primary nocturnal enuresis.J Pediatr Urol, 2013, 9(3):334

56. Sousa AS, Veiga ML, Braga AA, et al. Enuresis and overactive bladder in children: what is the relationship between these two conditions? Int Braz J Urol, 2016, 42(4):798

57. Silay MS, Tanriverdi O, Karatag T, et al. Twelve-year experience with Hinman-Allen syndrome at a single center. Urology, 2011, 78(6):1397

58. 王海燕. 肾脏病学. 第3版. 北京:人民卫生出版社.2008

59. Frøkiaer J, Nielsen S. Do aquaporins have a role in nocturnal enuresis? Scand J Urol Nephrol Suppl, 1997, 183:31

60. Radetti G, Paganini C, Rigon F, et al. Urinary aquaporin-2 excretion in nocturnal enuresis. Eur J Endocrinol, 2001, 145(4):435

61. Krishnan R, Eley L, Sayer JA.Urinary concentration defects and mechanisms underlying nephronophthisis. Kidney Blood Press Res, 2008, 31(3):152

62. Pons M, Forpomès O, Espagnet SCJ.Relationship between circadian changes in

renal hemodynamics and circadian changes in urinary glycosaminoglycan excretion in normal rats. Chronobiol Int, 1996, 13:349

63. Voogel AJ, Koopman MG, Hart AAM, et al. Circadian rhythms in systemic hemodynamics and renal function in healthy subjects and patients with nephrotic syndrome. Kidney Int, 2001, 59:1873

64. Tokonami N, Mordasini D, Pradervand S, et al. Local renal circadian clocks control fluid-electrolyte homeostasis and BP. J Am Soc Nephrol, 2014, 25(7): 1430

65. Moore-Ede M. Physiology of the circadian timing system: predictive versus reactive homeostasis. Am J Physiol, 1986, 250:R737

66. Dossche L, Walle JV, Van Herzeele C. The pathophysiology of monosymptomatic nocturnal enuresis with special emphasis on the circadian rhythm of renal physiology. Eur J Pediatr, 2016, 175(6):747

67. von Gontard A, Schaumburg H, Hollmann E, et al. The genetics of enuresis: a review. J Urol, 2001, 166(6):2438

68. von Gontard A, Heron J, Joinson C. Family history of nocturnal enuresis and urinary incontinence: results from a large epidemiological study. J Urol, 2011, 185(6):2303

69. Oguz U, Aykac A, Demirelli E, et al. The Time of Spontaneous Resolution of Monosymptomatic Nocturnal Enuresis (MNE) Is Familial. Urol Int, 2015, 94 (4):459

70. Hublin C, Kaprio J, Partinen M, et al. Nocturnal enuresis in a nationwide twin cohort. Sleep, 1998, 21(6):579

71. Eiberg H, Berendt I, Mohr J. Assignment of dominant inherited nocturnal enuresis (ENUR1) to chromosome 13q. Nat Genet, 1995, 10(3):354

72. Arnell H, Hjälmås K, Jägervall M, et al. The genetics of primary nocturnal enuresis: inheritance and suggestion of a second major gene on chromosome 12q. J Med Genet, 1997, 34(5):360-365

73. von Gontard A, Eiberg H, Hollmann E, et al. Molecular genetics of nocturnal enuresis: clinical and genetic heterogeneity. Acta Paediatr, 1998, 87(5): 571

74. Bhatia MS, Nigam VR, Bohra N, et al. Attention deficit disorder with hyperactivity among paediatric outpatients. J Child Psychol Psychiatry, 1991, 32(2):297

75. 戴晓梅,麻宏伟,卢瑶,等.多巴胺D4受体基因启动子区多态性与原发性夜间遗尿症的关联研究.中国现代医学杂志,2008,18(15):2220

76. Ornitz EM,Russell AT,Hanna GL,et al. Prepulse inhibition of startle and the neurobiology of primary nocturnal enuresis. Biol Psychiatry,1999,45 (11):1455

77. Schulz-Juergensen S,Langguth A,Eggert P,et al. Effect of alarm therapy on conditioning of central reflex control in nocturnal enuresis:pilot study on changes in prepulse inhibition(PPI). Pediatric Nephrology,2014,29(7): 1209

78. Lei D,Ma J,Shen X,et al. Changes in the brain microstructure of children with primary monosymptomatic nocturnal enuresis:a diffusion tensor imaging study. PLoS One,2012,7(2):310

79. Lei D,Ma J,Zhang JL,et al.Connectome-Scale Assessments of Functional Connectivity in Children with Primary Monosymptomatic Nocturnal Enuresis. Biomed Res Int,2015,2015:463708

80. Charlotte Van Herzeele,Pauline De Bruyne,Elke De Bruyne,et al. Challenging factors for enuresis treatment:Psychological problems and non-adherence. Journal of Pediatric Urology,2015,11(5):308

81. Kovacevic L,Jurewicz M,Dabaja A,et al.Enuretic children with obstructive sleep apnea syndrome:should they see otolaryngology first? J Pediatr Urol, 2013,9(2):145

82. Ashraf. El-Mitwalli,Adel Salah Bediwy,Ashraf Ahmed Zaher,et al.Sleep apnea in children with refractory monosymptomatic nocturnal enuresis. Nat Sci Sleep,2014,6(1):37

83. Liu X,Ma Y,Wang Y,et al. Brief report:an epidemiologic survey of the prevalence of sleep disorders among children 2 to 12 years old in Beijing, China. Pediatrics,2005,115(Suppl 1):266

84. Mohammad SA,Shahriar A,et al. The Effect of Adenotonsillectomy on Pediatric Nocturnal Enuresis:a Prospective Cohort Study.Iran J Otorhinolaryngol, 2013,25(70):37

85. Kovacevic L,Jurewicz M,Dabaja A,et al.Enuretic children with obstructive sleep apnea syndrome:should they see otolaryngology first? J Pediatr Urol, 2013,9(2):145

86. Dehghani SM,Basiratnia M,Matin M,et al. Urinary tract infection and

enuresis in children with chronic functional constipation. Iran J Kidney Dis, 2013,7(5):363

87. Fockema MW,Candy GP,Kruger D,et al. Enuresis in South African children: prevalence,associated factors and parental perception of treatment. BJU Int,2012,110(11):e1114

88. Tauris LH,Andersen RF,Kamperis K,et al. Reduced anti-diuretic response to desmopressin during wet nights in patients with monosymptomatic nocturnal enuresis. J Pediatr Urol,2012,8(3):285

第四章

临床表现和诊断

第一节 临床表现

　　遗尿症作为一种儿童临床常见疾病,最主要的临床表现就是夜间尿床,伴或不伴一系列症状和体征,甚至是合并症。不同年龄不同病因的患儿,其尿床的频率和发生时间也不同,可以从每周一次到每周七次(天天尿床),可以是每晚一次、二次、三次,甚至每晚五六次不等;尿床的发生时间可以是入睡后 1~2 小时,也可以在凌晨 5~6 点快起床之前,有时甚至是家长刚提过尿后又尿床了。遗尿的量也有不同,有的仅仅尿湿底裤,有的则床垫都湿透了。

　　在儿科门诊,有相当一部分患儿尽管有尿床但却是以其他症状前来就医的,说明父母对尿床本身重视不够。虽然尿床并不是急症,但近二三十年来国内外越来越多的临床医生发现部分遗尿患儿有着明显的心理问题,甚至影响孩子健康的人格建立,而家长们大多数不知道正确的寻诊途径,也缺乏基本常识,认为长大了自然就好了。其实,孩子尿床看似简单并不简单,相关研究已深入到临床各个方面,包括发病率、发病机制、分类分型、遗传和基因定位、治疗和临床管理等。目前国内规范化的儿童遗尿疾病诊治定点单位已超过一百多家,未来还将有更多的医院及儿科医生为遗尿孩子提供专业的诊治。

根据我国《中国儿童单症状性遗尿症疾病管理专家共识》,对儿童遗尿症的诊断是指年龄≥5岁儿童平均每周至少2次夜间不自主排尿,并且持续3个月以上。这里的诊断是指单症状性遗尿症(monosymptomatic enuresis,MNE),临床表现只有夜间遗尿,没有白天下尿路症状。而非单症状性遗尿症(non-monosymptomatic enuresis,NMNE),是指除了夜间遗尿还伴有白天下尿路症状,其临床表现也更复杂,并且提示有更多的病因同时存在。根据2012年《国际小儿尿控协会ICCS遗尿症治疗实践指南》(International Children's Continence Society,ICCS),下列的临床表现提示遗尿患儿可能存在膀胱功能障碍和相关合并症。

1. 日间发生的漏尿 临床上常有前来就诊的患儿的第一主诉是漏尿,病史询问发现还有夜间尿床。在父母看来漏尿比尿床更为麻烦和严重。漏尿具体表现为内裤上总有尿液滴湿,发生的频率不等,从每日一次到多次或者数日一次。患儿因此长期伴有外阴部皮肤瘙痒或感染,且带异味。

2. 尿频 是指每日排尿次数8次以上。严重尿频的患儿往往每小时每节课都要排尿一次或一次以上,而每次排尿量并不多。遗尿患儿表现的尿频,与尿路感染患儿的尿频不同,往往表现在一天中的某个时间段特别明显,比如晚上入睡前的1小时,不停入厕。仔细询问发现可能与心理因素和睡前进食汤水类的食物有关。

3. 尿急 指突然又急迫的排尿需要。通俗的说就是不能憋尿,有尿就得马上排,不能马上排尿就会出现漏尿或者尿失禁。以上症状提示膀胱活动过度或者不稳定性膀胱。

4. 需要腹部按压以促进排尿。

5. 特殊的憋尿姿势 如文森特屈膝礼,表现为患儿突然停止活动,脚尖站立,双腿用力交叉,或者蹲位,用脚后跟顶住会阴部。

6. 尿线中断　有的患儿在一次排尿过程中不能一次性排完,尿线中断几次才完成一个排尿过程。

7. 排尿迟疑　是指在排尿的开始过程中启动较慢或启动困难。

8. 日间排尿频率减少　是指每日排尿次数少于 3 次。

以上症状提示排尿机制障碍,在诊断上要考虑非单症状性遗尿症(NMNE)。作者在专科门诊中发现,有部分患儿是以上诉症状前来就诊,其中大多数伴有夜间尿床,也有少数并不伴有夜间尿床。这些症状明显的涉及小儿泌尿外科的相关知识和临床经验,需要遗尿专科门诊的医生拓展诊断思路。

此外,临床上需要注意遗尿症患儿合并尿路感染,尤其是反复多次、迁延难愈的尿路感染,这类患儿往往没有急性尿路感染的症状,比如尿急、尿痛等,尿检也常呈现阴性结果,但必须注意排除器质性尿路病变。

还有以下几种临床表现,虽然还不清楚它们跟遗尿症的因果关系,但往往合并存在。

1. 便秘　每周排便不超过 3 次。

2. 内裤上常有大便痕迹,但又不是典型的大便失禁。

3. 心理、行为或者精神问题　比如注意力缺陷多动障碍(ADHD)、注意力缺失(ADD)、孤独症谱系障碍(ASD)。家长和同学反映患儿有性格和情绪上的问题,比如容易冲动、不愿交谈、不合群、课堂上注意力不集中、做些刻板重复动作等。

4. 运动障碍和(或)学习障碍。

以上几种情况提示了这类的儿童遗尿症也许并不是简单的发育迟缓或者膀胱功能障碍,遗尿可能是其他主要病情的一个临床表现而已。这就需要遗尿专科门诊的医生制定详细的病史采集表,以此大致区分 MNE 和 NMNE。

在遗尿儿童这个群体里,或多或少的存在着一些不太健康的生活习惯。作者从 18 年的遗尿专科门诊四千多例患儿的接诊中,发现大部分遗尿儿童的生活习惯并不利于儿童泌尿系统的生长发育。比如,白天不愿意喝水,下午和晚上回家后却大量喝水和饮料,晚饭后大量吃水果,造成夜间尿液生成过多;比如,晚饭时间太晚导致入睡时间太迟,打乱了体内抗利尿激素的分泌节律;比如,从小长期包纸尿布导致膀胱没有得到相应的训练机会。

临床上常遇见有些孩子在 3~5 岁时已经不再尿床了,时隔了半年以上又再出现尿床,这就是继发性遗尿症(secondary nocturnal enuresis,SNE)。根据《2009 年国际尿失禁咨询委员会 ICI 会议报告》,相对于原发性遗尿症(primary nocturnal enuresis,儿童夜遗尿症),指自幼遗尿,没有 6 个月的不尿床期并除外器质性疾病),继发性遗尿症的发生往往伴有心理和情绪上的压力,有的患儿还伴有其他看似不相干的疾病或症状,比如气道阻塞性疾病导致的呼吸暂停、肥胖症、便秘。有国外文献报道,气道阻塞性疾病治愈后发现原来的遗尿症也缓解或者不治而愈了。故当孩子已有夜间不再尿床至少有半年之久后再发夜间尿床,首先要注意排除引发再次尿床的其他诱因。

有关遗尿症分类的研究在中外文献中都很少。20 世纪 90 年代国际遗尿研究中心发表的期刊中还没有提到儿童遗尿症的分类。随着这个领域的发展和深入,2009 年的《2009 年国际尿失禁咨询委员会 ICI 会议报告》、2012 年的《国际小儿尿控协会 ICCS 遗尿症治疗实践指南》和 2012 年的《日本儿童夜遗尿专家共识》,对遗尿症的分类有了大致统一的认识,总结和归纳起来如下:

(一) 按起病时间分类

可分为原发性遗尿症(PNE)和继发性遗尿症(SNE)。

原发性遗尿症是指自幼遗尿,没有 6 个月的不尿床期并除外器质性疾病。继发性遗尿症是指之前已经有至少 6 个月以上的不尿床期后又再次出现的尿床。

从定义上可以看出,原发性遗尿症患儿从小到大从来没有达到过持续干床的尿控功能,没有完全干床超过半年,提示着发病因素跟尿控发育机制的迟缓有关;而继发性遗尿症曾经已有半年以上的干床期,因某些诱因或者病因导致孩子的尿控机制失调。

新西兰的一项旨在研究随着年龄增加 SNE 相继增加的队列研究,样本量 1265 人、跟踪 10 年,研究发现,SNE 的发生比例在 5 岁时为 3.3%,6 岁时为 4.7%,7 岁时为 6.2%,8 岁时为 7.0%,9 岁时为 7.5%,10 岁时为 7.9%。由此可见,随着年龄的增加,SNE 占遗尿患儿总数的百分率也在明显增加。文中提示 SNE 跟心理压力有很大关系,尤其是父母分离、父母不合、父母再生弟妹、孩子很小就跟父母分开居住或者父母本身有心理疾患。也有人提出 SNE 和儿童夜遗尿症患儿具有同样的基础病因,只是当面对心理压力或其他因素时,有些孩子不能持续稳定早已经获得的控尿能力而倒退至再发遗尿现象。2009 年的 ICI 会议报告还指出,SNE 在治疗之前应该除外一些并存疾患,比如呼吸暂停(因呼吸道阻塞性疾病或者肥胖导致)、便秘、排尿机制障碍。这些病因治愈后 SNE 也不治而愈。

作者在遗尿专科门诊中常发现,有些 SNE 的患儿,仔细追问尿床发生的诱因时,往往与频繁多次生病大量使用药物,或者曾有多次尿频、尿急现象而没有正确就诊和治疗,或者饮食习惯和作息时间发生了改变,或者异地迁居,或者家庭重大变故等,都有着或多或少的关联。故 SNE 治疗的首要任务是尽量找出相关或并存的因素并首先解决。

(二)按伴随症状分类

按是否伴有日间下尿路症状分为单症状性夜遗尿(monosymptomatic enuresis,MNE)和非单症状性夜遗尿(non-monosymptomatic enuresis,NMNE)。这种分类涉及下一步的治疗问题。MNE 是指年龄≥5 岁的儿童平均每周至少 2 次夜间不自主排尿,并且持续 3 个月以上,当伴有以下 9 个方面症状之一时,提示诊断要考虑为 NMNE。

1. 日间发生的漏尿；
2. 尿频；
3. 突然和急迫的想要排尿；
4. 排尿迟疑和日间排尿频率减少；
5. 特殊憋尿姿势；
6. 需按压腹部以促进排尿启动；
7. 尿线中断或者排尿间断；
8. 反复泌尿道感染；
9. 泌尿系统和脊髓的畸形和(或)病变。

据 2009 年 ICI 会议报告,约有 10%~28% 的遗尿患儿伴有白天尿湿裤子现象,这类孩子属于"白天及夜间尿失禁"的范畴,他们的夜间尿床不是一个孤立的现象而是尿失禁的一部分,因而这部分患儿治疗更难且易复发。也许他们更适合原发性膀胱功能障碍的治疗范畴。

关于 MNE 的亚型。目前各国有关 MNE 的发病机制是比较统一的,主要是夜间尿量和夜间膀胱容量不匹配,再加上睡眠中不能觉醒。由于夜间多尿(NP)和膀胱容量的减少这 2 个因素在不同的患儿有不同的侧重点,因此将 MNE 分为 4 个亚型,有利于治疗方案的选择。其中《日本儿童夜遗尿专家共识》的分型和 2012 年 ICCS 根据排尿日记的分型,都是基于同样的基础病因(图 4-1,图 4-2)。

(1) 按 ICCS 指南,根据排尿日记将 MNE 分为 4 个亚型。

(2) 按《日本儿童夜遗尿专家共识》的分型:根据夜间尿量、晨起第一次尿的渗透压及尿比重、功能性膀胱容量,分为 4 个类型:多尿型、膀胱型、混合型和正常型。其中,尿渗透压 ≥801mOsm/L、比重 ≥1.023 为高渗透压尿,尿渗透压 ≤800mOsm/L、比重 ≤1.022 为低渗透压尿,且分别以 200ml(6~9 岁)和 250ml(10 岁及以上)作为夜间多尿和膀胱容量的分界点,来划分这 4 个类型。

以上两种 MNE 的亚型分类,都对治疗的选择有指导意义。

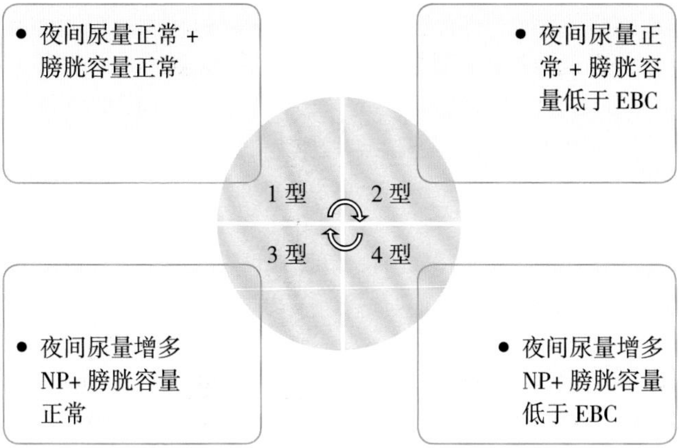

图 4-1 根据 ICCS 指南的 MNE 的 4 个亚型

预期膀胱容量（EBC）：计算公式为 $[30+(年龄 \times 30)]$，单位 ml；夜间多尿（NP）：指夜间尿量超过同年龄段儿童预期膀胱容量 130%

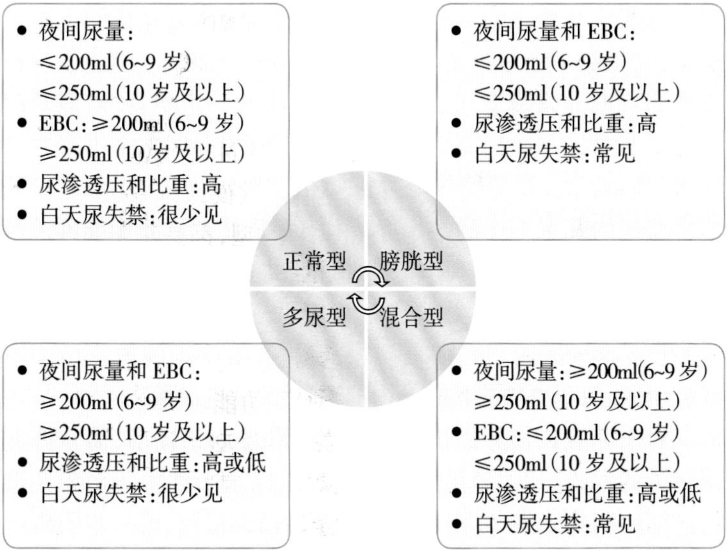

图 4-2 根据日本专家共识的 MNE 的 4 个亚型

（刘亚兰）

参考文献

1. 中国儿童遗尿疾病管理协助组.中国儿童单症状性遗尿症疾病管理专家共识.临床儿科杂志,2014,32(10):970

2. Vande Walle J,Rittig S,Bauer S,et al. Practical consensus guideline for the management of enuresis. Eur J Pediatr,2012,171(6):971

3. Tekgul S,Nijman R J,Hoebeke P,et al. Diagnosis and management of urinary incontinence in childhood.2009:701

4. Kaneko K.Treatment for nocturnal enuresis:the current state in Japan. Pediatr Int,2012,54(1):8

第二节　诊　　断

　　中国儿童遗尿疾病管理协作组于2014年制定并发布了《中国儿童单症状性夜遗尿疾病管理专家共识》,其中对儿童夜遗尿的诊断定义为年龄≥5岁儿童平均每周至少2次夜间不自主排尿,并持续3个月以上。诊断要点包括:①患儿年龄≥5岁(5岁作为判断儿童夜遗尿的年龄标准虽带有一定主观性,但其却反应了儿童排尿控制能力的发育程度);②患儿睡眠中不自主排尿,每周≥2次,并持续3个月以上(疲劳或临睡前饮水过多而偶发遗尿的儿童不作病态);③对于大年龄儿童诊断标准可适当放宽夜遗尿的次数。对于夜遗尿程度的判断,目前国际上大都采用美国精神卫生协会制定的DSM-Ⅳ标准,该标准规定每周2~3个夜晚尿床属于轻度夜遗尿,每周4~6个夜晚尿床属于中度夜遗尿,每周7个夜晚都有尿床属于重度夜遗尿。

　　对于儿童夜遗尿做出正确的诊断和鉴别诊断前,需掌握遗尿相关的术语(相关术语定义详见表4-1)。临床上,需对患儿进行详细的病史采集、体格检查和必要的辅助检查,进一步明确诊断,判断是否为非单症状性夜遗尿以及其他潜在疾病引起的夜遗尿,如泌尿系统疾病、神经系统疾病、内分泌疾病等,并指导临床治疗。

表 4-1　遗尿疾病相关术语定义

术语	定义
夜遗尿	≥5 岁儿童平均每周至少 2 次夜间不自主排尿,并持续 3 个月以上
单症状性夜遗尿(monosymptomatic enuresis,MNE)	患儿仅有夜间遗尿,不伴有日间下尿路症状
非单症状性夜遗尿(non-monosymptomatic enuresis,NMNE)	患儿不仅有夜间遗尿,还伴有日间下尿路症状(如尿急、尿失禁、排尿延迟等)
原发性遗尿症(primary nocturnal enuresis,PNE)	自幼遗尿,没有 6 个月以上的不尿床期,并除外器质性疾病
继发性遗尿症(secondary nocturnal enuresis,SNE)	之前已经有长达 6 个月或更长不尿床期后又再次出现尿床
夜间多尿(nocturnal polyuria,NP)	夜间尿量超过同年龄段儿童预期膀胱容量 130%
膀胱过度活动症(overactive bladder,OAB)	一种以尿急症状为特征的综合征,可伴或不伴有急迫性尿失禁
预期膀胱容量(expected bladder capacity,EBC)	计算公式为 [30+(年龄 ×30)],单位 ml
最大排尿量(maximum bladder volume,MVV)	24 h 内出现的单次最大排尿量(早晨第一次排尿除外),该排尿量需在膀胱日记中保持记录超过 3~4 d
漏尿	多指白天不知不觉将尿液排出体外
合并症因素	能够增加夜遗尿症发病率和(或)增加治疗抵抗的相关因素

一、病史采集

全面的病史采集可以帮助排除潜在疾病和寻找病因,同时也有助于夜遗尿的诊断和治疗。儿童夜遗尿的诊断并不困难，关键是排除潜在疾病和寻找病因。全面的病史采集是诊断和治疗遗尿症的基础。

（一）现病史

首先要明确是否为夜间遗尿，需记录每周尿床的夜晚数和每晚尿床的次数，提示遗尿的严重程度。其次要详细询问白天是否有漏尿以及漏尿频度，是否有尿频（指每日排尿次数不少于8次）或排尿延迟（指每日排尿次数少于3次）；询问是否有突然和急迫的想要排尿，及特殊憋尿姿势（如文森特屈膝礼，表现为儿童突然停止活动，脚尖站立，双腿用力交叉或采取蹲位，脚后跟顶着会阴部）；询问是否需按压腹部以促进排尿，即需要压迫腹肌以促进排尿，是否有排尿间断，或一次接一次的数次排尿。上述症状均提示存在膀胱功能障碍，合并日间漏尿及膀胱功能障碍者属于 NMNE。

（二）合并症因素

便秘和心理问题是夜遗尿重要的合并症因素，合并这些症状经常会增加治疗难度，导致治疗抵抗。

1. 明确是否有严重的便秘和大便失禁，在治疗夜遗尿之前就及时给予积极有效的干预。诊断严重便秘常用 Rome Ⅲ 标准，需至少符合以下条目中的两条，并且症状持续存在≥2 个月：①每周排便≤2 次；②每周大便失禁≥1 次；③强迫体位或印象深刻的大便潴留病史；④排便痛苦或艰难病史；⑤直肠中存在大的粪便团块；⑥粪便体积过大而堵塞厕所病史。同时患者不应出现肠激惹综合征症状。

2. 在病史采集中应对儿童心理状态进行评估，比如是否有社会交往和（或）交流障碍、情绪易冲动、兴趣狭窄、不合群、不愿参加集体活动（尤其是需要在外住宿时如夏令营）等、注意力不集中和学习障碍等，必要时由心理科医师进行相应心理测试。对于某些儿童精神心理疾病如多动症、注意力缺陷、孤独症等，需要精神心理方面的专科医生共同参与治疗。

自我意识包括自我观察、自我监督、自我评价、自我体验、自我教育和自我控制等方面。自我意识被认为是与儿童心理健康有关的一种重要心理品质。临床上可以采用国际广泛应用的PHCSS 量表对遗尿患儿进行自我意识评价,该量表是美国心理学家 Piers 和 Harris 编制并修订的儿童自评量表,适用于 8~16 岁儿童,主要用于评价儿童自我意识,其信度和效度较好。该量表共包括 80 个问题,用于了解儿童如何看待自己。量表分别从行为、智力与学校情况、躯体外貌与属性、焦虑、是否合群、幸福以及满足感等 6 个方面来综合评价儿童自我意识的状况。

(三)家族史、既往史及个人史

要仔细询问患儿是否有泌尿道感染病史,是否有肾脏泌尿系统畸形和神经系统畸形表现。询问既往是否有脊髓及泌尿系统手术史,近期是否曾服用影响排尿的药物(如螺内酯、呋塞米等)。还要仔细询问患儿的饮水习惯,夜间是否饮水以及饮水量(包括奶品及饮料等),睡前是否进食,夜间睡眠是否规律。记录既往是否曾有针对遗尿症的治疗(包括各类药物及行为治疗等)及疗效,还需询问是否有遗尿家族史。

临床实际操作中可使用相关病史采集表(表 4-2),包含夜间遗尿、日间排尿、排便情况、心理行为问题、饮水习惯、家族史及既往治疗情况等,以便更快、更便捷地了解儿童夜间遗尿情况、日间排尿症状及是否合并其他潜在疾病。

表 4-2　病史采集表

病史		
夜间遗尿症	是	否
该儿童是否尿床(提示严重度、治疗方法及预后) 1. 每周尿床的夜晚数_____ 2. 每晚尿床的次数_____ 3. 每晚尿床时间_____ 4. 每晚遗尿量_____(可通过测量尿布增重值进行计量)	是	否

续表

以下症状提示膀胱功能障碍		
1. 日间发生的漏尿(提示膀胱活动过度 / 非单症状性夜遗尿) 　– 内裤上的尿液滴沥(排尿前 / 排尿后) 　– 严重尿湿内裤 　– 漏尿频度(每日发生次数) 　– 每日间断或持续的漏尿 　– 3 岁半以后的日间漏尿病史	是	否
2. 尿频(排尿次数每日≥8 次)	是	否
3. 突然和急迫的想要排尿(提示膀胱活动过度)	是	否
4. 排尿延迟(排尿次数 <3 次 / 日)(提示排尿机制障碍)	是	否
5. 特殊憋尿姿势(如文森特氏屈膝礼 - 儿童突然停止活动,脚尖站立,双腿用力交叉或采取蹲位,脚后跟顶着会阴部)(提示排尿机制障碍)	是	否
6. 需按压以促进排尿,即需要压迫腹肌以促进排尿(提示排尿机制障碍)	是	否
7. 排尿间断,或一次接一次的数次排尿(提示排尿机制障碍)	是	否
8. 泌尿道感染(常与潜在的膀胱机制障碍相关)	是	否
9. 疾病和(或)畸形 　– 肾和(或)泌尿道 　– 脊髓	是 是	否 否
合并症 - 可能预测治疗抵抗的因素		
1. 存在以下排便症状或病史(可预测治疗抵抗;便秘治愈可能致遗尿症的治愈) 　– 便秘(每周排便≤3 次) 　– 内裤上的大便痕迹(大便失禁),并非内裤清洗不干净造成	是 是	否 否

续表

2. 存在心理、行为或精神问题,如注意缺陷多动障碍(ADHD)、孤独症谱系障碍(ASD)的证据(可预测治疗抵抗)	是	否
– 注意力不易集中、注意短暂	是	否
– 活动过多	是	否
– 情绪易冲动	是	否
– 社会交往、交流障碍	是	否
– 兴趣狭窄	是	否
– 刻板重复的行为方式	是	否
3. 运动障碍和(或)学习障碍和(或)精神运动发育障碍的病史(可能提示中枢神经系统病变)	是	否
饮水习惯		
1. 饮料摄入量和类型_____		
2. 晚间是否饮水	是	否
3. 晚间饮水超过一杯	是	否
4. 晚间是否饮用牛奶或晚餐进食粥、汤类食物	是	否
5. 晚间是否食用有利尿作用的水果(如西瓜等)	是	否
家族史和既往史		
1. 夜遗尿家族史(包括父母、同胞及其他亲属)	是	否
2. 既往泌尿道感染病史	是	否
3. 脊髓及泌尿系手术史	是	否
4. 服用影响排尿的药物(如螺内酯、呋塞米等)	是	否
5. 既往夜遗尿的治疗方法_____		

二、体格检查

　　患儿就诊时需进行详细的体格检查,以排除潜在解剖学或神经学异常,包括测量体重和身高,若生长发育迟缓则提示可能有潜在的疾病;测量血压以了解是否有血压过高或过低;检查生殖器(包括内裤),了解有无尿道下裂、包茎、小阴唇粘连和大便失禁迹象;查看腰骶椎,观察有无皮肤凹陷、脂肪瘤、多毛症或骶骨发育不全;必要时嘱患儿脱鞋,观察双足外形有无异常并观察步态,同时了解双下肢肌力和肌张力状况。具体体格检查项目详见表4-3。

表4-3 体格检查表

项目	检查	结果
血压	有无血压过高或过低	
体重和身高	有无生长发育迟缓	
外生殖器检查(包括内裤的检查)	有无尿道下裂、包茎、小阴唇粘连、大便失禁迹象	
腰骶椎检查	有无皮肤凹陷、脂肪瘤、多毛症或骶骨发育不全	
简单神经系统检查	嘱患儿脱鞋,观察双足外形有无异常并观察步态,了解双下肢肌力和肌张力	

三、辅助检查

辅助检查也是儿童夜遗尿诊断的重要步骤,其中尿常规适用于所有初诊儿童。泌尿系统超声检查常可协助诊断儿童膀胱功能异常和泌尿系统先天畸形;对伴有明显日间排尿症状者及排便异常者,可考虑进行尿流动力学检查及腰骶部磁共振等检查(表4-4)。

(一) 尿常规

尿液常规检查项目包括尿比重、尿糖、白细胞尿、血尿和蛋白尿等,建议检查晨尿,注意是否存在晨尿尿比重低,同时可以初步排除儿童潜在的泌尿系统感染、糖尿病和尿崩症等。

(二) 泌尿系统超声

超声检查安全无创,通过检查双肾、膀胱、输尿管,可以初

表 4-4 辅助检查

项目	检查结果
尿液检查(尿糖、白细胞尿、血尿和蛋白尿、尿比重)	
泌尿系超声(必要时,项目包括双肾、输尿管、膀胱、最大储尿量及残余尿量)	
尿流率(必要时)	
尿流动力学全套(必要时)	
腰骶部磁共振(必要时)	

步排除泌尿系统先天畸形,通过检测膀胱容量、膀胱壁的厚度及残余尿量,可以协助了解膀胱状态和功能。通常建议检查前患儿需充分饮水,待憋尿至最大忍耐程度时,患儿取仰卧位及俯卧位检查泌尿系统,同时排尿后再次超声测量膀胱壁厚度和计算膀胱残余尿量。排尿后膀胱壁厚度 >5mm 为膀胱壁增厚,残余尿量超过膀胱容量的 10% 或 >30ml 为异常增多。

(三)尿动力学检查

尿流率检查是一种简单的非侵入性方法。当患儿有强烈尿意时在不受干扰的环境中采取自然体位(男孩为站立位,女孩为坐位)排尿于尿流率测量仪器上。检测记录项目包括尿量、最大尿流率、平均尿流率、排尿时间、尿流时间、达峰时间及尿流曲线等,同时于肛门口贴电极片同步测量盆底肌的募集肌电图。尿流率检查可以客观反映下尿路的排尿过程,是尿动力学检查中最基本的组成部分,有助于了解膀胱功能,可以观察到最大尿流率、是否有排尿梗阻以及膀胱逼尿肌 - 括约肌收缩是否协调。

正常的尿流曲线为钟形曲线,表现为排尿时尿流曲线升高较快,最大尿流率在 1/3 尿流时间内出现,下降支稍慢,整条曲线光滑规则呈钟形,无间断。异常的尿流曲线包括功能性膀胱出口梗阻形曲线、Staccato 排尿曲线、间断排尿曲线、压迫型尿流曲线和狭窄型尿流曲线等。需注意的是,应该消除患儿的紧张,在自然、轻松环境下当患儿有强烈尿意时进行检查。同时,只有在排尿量达到预计膀胱容量的 50% 以上,尿流率才准确且尿流曲线具有可重复性。当尿量 <50ml 时尿流率检查无意义,同时建议重复检查 2 次以减少误差。

尿流率检查属于初步筛查,对伴有明显日间排尿症状者及排便异常者,建议进一步进行全套的尿动力学检查。检查过程包括:①患儿测尿流率后取半卧位,经尿道插入 6Fr 双腔测压管至膀胱,抽取残余尿量;②肛门内置直肠测压管,连接相应传感器、水泵及电极连线;③会阴部粘贴表面电极并改为坐位;④用生理盐水以 10 ml/min 速度灌注膀胱,记录充盈期的灌注量、腹压、逼尿肌压力、膀胱内压力以及肛周肌电图;⑤患儿有强烈排尿感时嘱其排尿,同步测定排尿期逼尿肌压力、尿流率和肛周肌电图;⑥然后使患儿平卧,以 2ml/min 速度注水,并以 1mm/s 速度向外牵引尿道测压管,测定尿道压力,连续描记尿道压力分布曲线。对于不配合检查、哭闹的患儿,安置测压管后需待其安静配合后再进行测压检查。通过上述尿流率 / 压力 - 容量 - 肌电图描记可以观察逼尿肌不稳定、功能性膀胱容量减少和逼尿肌 - 括约肌协同失调等遗尿患儿常见的膀胱功能改变。

(四)腰骶部磁共振检查

隐性脊柱裂(spinal bifida occulta,SBO)是脊柱先天性畸形中最常见的一种,常发生于腰骶部,尤以 L_5 和 S_1、S_2 最多见,表现为腰骶中嵴消失,两侧椎板不联合而形成裂缝。一般认为,正常儿童 SBO 的发生率为 25%。SBO 在夜遗尿儿童中更为常见,发生率可达 50% 左右。然而研究表明,对于夜遗尿儿童,SBO 与膀胱容量无相关性,是否合并 SBO 对各种治疗的反应性以及预后并无影响,SBO 在儿童夜遗尿中的意义还需进一步研究。鉴于对该部位的 X 线检查可能会对儿童生殖系统造成一定程度的损伤,目前不建议常规行腰骶部摄片。对伴有下肢及腰骶疼痛、肛门周围感觉障碍、大便失禁、下肢活动障碍及畸形者,可考虑进行腰骶部磁共振检查,以排除脊髓拴系综合征,该病常需神经外科施行脊髓拴系松解术治疗。

四、排尿日记

排尿日记是评估儿童膀胱容量和是否存在夜间多尿的主要依据,同时也是单症状性夜遗尿具体治疗策略选择的基础,有条件的家庭均应积极记录。临床医生可根据患儿排尿日记的数据信息评估患儿膀胱容量和夜间总尿量,从而判断患儿夜遗尿类型,指导治疗。不同年龄预计膀胱容量、最大排尿量及夜间总尿量正常参考值详见表 4-5。

表 4-5　不同年龄预计膀胱容量、最大排尿量及夜间总尿量正常参考值

年龄（岁）	预计膀胱容量 EBC（ml）	日间最大排尿量 MVV（ml）[a] 低于所示数值(即 EBC 的 65%)提示膀胱容量偏小	夜间总尿量 TVV（ml）[b] 高于所示数值(即 EBC 的 130%)提示夜间多尿
5	180	117	234
6	210	137	273
7	240	156	312
8	270	176	351
9	300	195	390
10	330	215	429
11	360	234	468
12~18	390	254	507

a:MVV 的测量(早晨第一次排尿除外)至少需进行 3~4 d;周末或假日是理想的时间。日间发生的任何漏尿和液体摄入量均应被记录。液体摄入量与治疗/建议的相关性尚未得到证实,但应记录以确保日记的最大可用性。

b:TVV 的测量须将早晨第一次排尿量与夜间排尿量(包括尿布增重)相加以计算夜间产生的尿量

排尿日记应在做到睡前 2 小时限水、睡前排空膀胱之后进行评价,需详细记录至少 3~4 个白天(儿童上学期间可于周末记录)和连续 7 个夜晚儿童饮水、遗尿、尿量等情况(表 4-6)。排

表 4-6 排尿日记

第一部分 3~4 天的日间日记（儿童上学期间可于周末记录）

第一天				第二天				第三天				第四天			
时间	饮水(ml)	尿量(ml)	漏尿(ml)	时间	饮水(ml)	尿量(ml)	漏尿(ml)	时间	饮水(ml)	尿量(ml)	漏尿(ml)	时间	饮水(ml)	尿量(ml)	漏尿(ml)

* 日间日记可评估患儿膀胱容量和日间最大排尿量。

续表

		第二部分　连续 7 个夜晚的夜间日记						
	第一天	第二天	第三天	第四天	第五天	第六天	第七天
昨晚入睡时间							
入睡前 2 h 内饮水情况							
起床时间							
夜间未尿床							
夜间尿床							
夜间起床排尿 (如果有,记录尿量 /ml)							
晨起尿布增重 (g)							
早晨第一次排尿量 (ml)							
今天是否排大便							
药物治疗 (记录药物名称,剂量及服药时间)							
医生填写本栏 夜间尿量 = 早晨第一次排尿量 + 尿布增重 值或夜间起夜排尿量							

尿日记在实际使用中可能存在一定困难,填写前医生应与家长和患儿充分沟通,详细讲解排尿日记的具体记录方法,并向患儿家庭提供收集和测量尿量的容器(如带刻度的量杯或量筒)等,以确保数据记录的准确性和真实性。

排尿日记需记录日间的任何漏尿和液体摄入量。液体摄入量与治疗的相关性尚未得到证实,但应被包括在内以确保日记的最大可应用性。对于临床医生,该信息表中最重要的观察指标为日间最大排尿量(MVV,除清晨第一次排尿以外的日间最大单次排尿量应识别最大排尿量)和夜间总尿量(TVV,包括夜间尿布增重或夜间排尿量与清晨第一次尿量之和)。如果日间最大排尿量 <65% 或 >150% 的预计膀胱容量,则应被认为膀胱容量异常偏小或偏大。通过连续记录日间日记,测量日间最大排尿量以判断膀胱功能,若日间最大排尿量低于预计膀胱容量的 65%,提示膀胱容量偏小,临床使用报警器效果可能更好;通过连续记录夜间日记,测量夜间尿量,若夜间总尿量大于预计膀胱容量的130%,提示存在夜间多尿,临床使用去氨加压素可能效果更好。

(沈 茜)

参考文献

1. 中国儿童遗尿疾病管理协作组.中国儿童单症状性夜遗尿疾病管理专家共识.临床儿科杂志,2014,32(10):970

2. American Psychiatric Association. Diagnostic and Statistical Manual of Mental Disorders DSM-IV. Enuresis (Not Due to a General Medical Condition). Washington, DC. 1994:108

3. Raes A, Dehoorne J, Van LE, et al. Partial response to intranasal desmopressin in children with monosymptomatic nocturnal enuresis is related to persistent nocturnal polyuria on wet nights. J Urol, 2007, 178(3 Pt 1):1048

4. Piers EV. The Piers-Harris children's self-concept scale, revised manual. Los Angeles, CA:Western Psychological Services, 1986:1

5. Yeung CK, Sreedhar B, Leung VT, et al.Ultrasound bladder measurements in patients with primary nocturnal enuresis:a urodynamic and treatment

outcome correlation. J Urol, 2004, 171 (6 Pt 2): 2589

6. Vande Walle J, Rittig S, Bauer S, et al. Practical consensus guideline for the management of enuresis. Eur J Pediatr, 2012, 171 (6): 971

7. Hansen MN, Rittig S, Siggaard C, et al. Intra-individual variability in nighttime urine production and functional bladder capacity estimated by home recordings in patients with nocturnal enuresis. J Urol, 2001, 166 (6): 2452

第三节 尿动力学检查

一、小儿排尿功能发育特点

正常的排尿和控制排尿功能是通过后天发育和训练而获得的。新生儿的排尿为反射性排尿,无需意识活动参与,逼尿肌收缩时即伴有括约肌的协调性舒张。随着小儿年龄增长,神经系统功能不断完善,排尿控制中枢由低级向高级转移,小儿逐渐开始能够感知膀胱的充盈和收缩,学会启动排尿过程,并在意识控制下协调逼尿肌的收缩与括约肌的开放,抑制逼尿肌的无抑制收缩。排尿控制机制是通过后天学习逐渐掌握的条件反射,正确的如厕训练(toilet training)对这一条件反射的形成有重要意义。一般情况下,小儿先学会日间控尿,随后再实现夜间控尿。随着儿童自主控制膀胱能力的成熟,膀胱储尿能力也会增加,每次排尿尿量增加,排尿次数也会相应减少。

一项大样本前瞻性队列研究报道,日间尿失禁患病率随着年龄增长而下降,从 4.5 岁时的 15.5% 下降至 9.5 岁时的 4.9%。该队列研究还发现女孩更容易发生日间尿失禁,但随着年龄的增长,男、女性尿失禁下降至相似比例,女孩从 11% 下降至 3.2%,男孩从 6% 下降至 3.6%。

夜间控尿能力(nocturnal urinary control, NUC)的获得是儿童发育过程的里程碑。大量研究认为随着年龄的增加,获得 NUC 的儿童逐渐增加,但报道获得 NUC 的主要时期不尽相同。

一项来自美国的大样本研究报道,儿童学会日间控尿的平均年龄是(2.4±0.6)岁,85%的儿童在10岁前可控制夜间排尿。而根据文建国等的报道,儿童获得NUC的关键时期在2~3岁,5岁前约90%儿童获得NUC。

二、尿动力学及尿动力学检查

尿动力学是泌尿外科学的一个分支,它依据流体力学和电生理学的基本原理和方法,检测泌尿道各部的压力、流率、生物电活动,以了解泌尿道排送尿液的功能及机制,以及排尿功能障碍性疾病的病理生理学变化。

尿动力学检查以图形和数字的形式为各类排尿功能异常的诊断、治疗方案的制定和治疗效果的评估提供客观依据,是评估排尿功能不可缺少的手段。1998年国际小儿尿控协会(International Children Continence's Society,ICCS)制定了第一个儿童下尿路功能障碍的定义和标准,为小儿尿动力学检查提供了重要依据和参考。国际尿控协会(International Continence Society,ICS)和ICCS分别在2003年及2006年的规范中指出,对于明确存在或可能存在的膀胱或尿道功能异常,以及需要评估下尿路功能与上尿路损害间的关系时,均需进行尿动力学检查。

根据ICS规定,凡可提供小儿有关膀胱尿道功能信息的检查都属于小儿尿动力学检查范围,包括:①非侵入性检查:排尿日记、泌尿系统超声、尿流率检查等;②侵入性检查:膀胱测压、膀胱尿道压力同步测定、动态尿动力检查、影像尿动力学检查等。

三、常用尿动力学检查

(一)尿动力学检查前的准备

儿童尿动力学检查易受陌生环境及恐惧心理的影响,使患儿在检查过程中不能很好地配合,需要医护人员花费更多的时间和耐心。

在检查前应做好充分的准备：

（1）肠道准备，排尽大便，必要时予以开塞露通便，甚至灌肠；

（2）了解病史，包括查体及检验、检查的结果；

（3）与家长及患儿充分沟通，取得患儿与家长的配合；

（4）安静、温暖、放松的环境，注意保护患儿隐私；

（5）如患儿过于恐惧可在监测下使用镇静剂；

（6）必要时在插管前使用利多卡因软膏局部麻醉。

（二）尿流率测定

自由尿流率测定（urinary flow measurement，UFM）是指利用尿流计测定并记录由逼尿肌收缩所产生的尿流率及其模式的方法，是一种简单的、非侵入性的检查方法，可用以进行排尿功能障碍的筛查。其结果由逼尿肌收缩能力、腹压和膀胱出口情况等共同决定。主要参数为：尿量、最大尿流率、残余尿和尿流曲线形状。

1. 尿量　尿量（voided volume）是指尿流率测定过程中逼尿肌收缩所排出的尿液容量。尿量等于有效膀胱容量。尿量大小直接影响到最大尿流率的大小。尿量的个体差异很大，尿流率测定中所测得的尿量应与排尿日记中所得出的尿量具有可比性，尽可能使测得的尿流率能够代表受试者排尿的真实状态。有文献指出，患儿排尿量应大于最大估计膀胱容量的50%，测定结果才准确，尿流曲线才具有可重复性。

膀胱容量测算公式：

（1）2岁以上：膀胱容量（ml）=30×（年龄+1）

（2）1岁以下：膀胱容量（ml）=38+2.5×月龄

（3）导尿等排尿日记记录者：以3~4天白天记录的最大单次导尿量/尿量来估计。

2. 最大尿流率　最大尿流率（maximum flow rate，Q_{max}）是指尿流率的最大测定值，是尿流率测定中最灵敏、最有意义的参数。在儿童中，Q_{max} 的平方大于或等于总尿量提示 Q_{max} 正常。Q_{max} 用于初步筛选性诊断膀胱出口梗阻，但诊断特异性较差，Q_{max} 降低常见于膀胱出口阻力增加，也可见于逼尿肌收缩力下降。

3. 残余尿 残余尿（post-void-residual，PVR）是指排尿结束后膀胱内残留的液体。除新生儿外，正常小儿均能够完全排空膀胱。当小儿 PVR 在 5~20 ml 时应重复测量，如重复测量结果不一致应进行第 3 次测量。4~6 岁小儿 PVR 超过 20 ml 或大于 10% 膀胱容量，或者 7~12 岁儿童 PVR 超过 10 ml 或大于 6% 膀胱容量属于 PVR 增多，提示膀胱排空功能异常，需要进一步检查。

4. 尿流率曲线 尿流曲线的形态可反映逼尿肌收缩功能和膀胱出口情况，主要有 5 种类型：

（1）钟型曲线：健康小儿的正常排尿曲线（图 4-3）。

（2）塔型曲线：膀胱过度活动症患儿排尿时产生的快速、高流率曲线（图 4-4）。

（3）低平曲线：排尿时间延长，Qmax 降低且尿流率波动不大的曲线，多为逼尿肌功能低下或膀胱出口梗阻所致（图 4-5）。

（4）Staccato 曲线：提示逼尿肌括约肌协同失调（图 4-6，图 4-7）。

（5）间断曲线：表现为与腹压增加相一致的间断的尿流峰值，腹压停止时则无尿流，提示逼尿肌活动低下或无收缩。逼尿肌括约肌协同失调也可出现这种改变（图 4-8）。

需要注意的是尿流率测定结果受物理、生理、病理、心理等诸多因素影响，需要结合年龄、性别、尿量等因素进行综合分析。

（三）膀胱测压

膀胱测压（cystometragram，CMG）是以人工的方法将膀胱充盈，观察充盈期膀胱容量与压力变化的相互关系，以及排尿期膀胱压力的变化，主要目的是测试充盈期和排尿期的逼尿肌

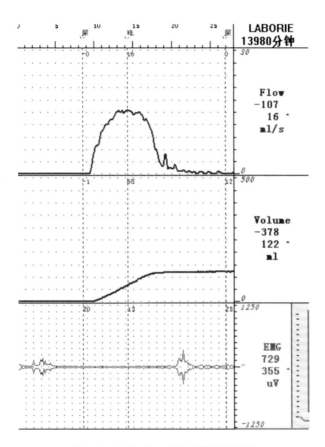

图 4-3　患儿,女,5 岁,儿童夜遗尿症

尿流曲线为钟型曲线,16/120/−,逼尿肌括约肌协调

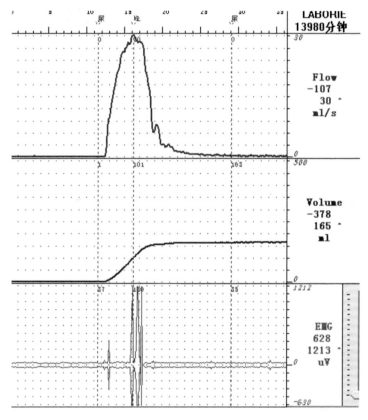

图 4-4　患儿,女,8 岁,OAB

尿流曲线为塔型曲线,30/160/−,逼尿肌括约肌不协调

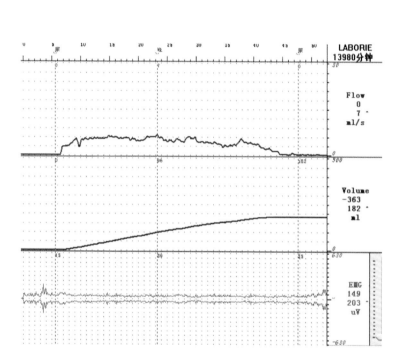

图 4-5 患儿，男，前尿道瓣膜、尿道憩室术后
尿流曲线为低平曲线，7/180/–

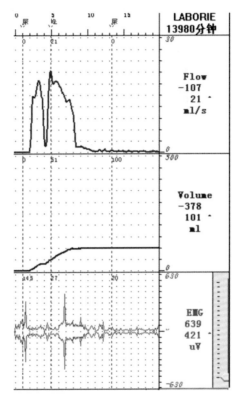

图 4-6　患儿,女,6 岁,儿童夜遗尿症

尿流曲线为 Staccato 型曲线,21/100/−,逼尿肌括约肌不协调

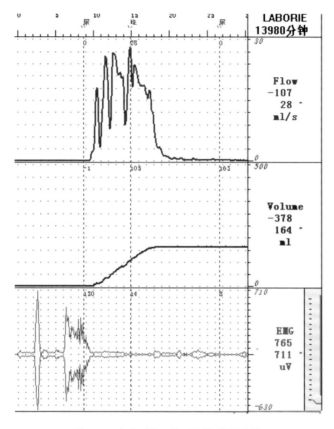

图 4-7 患儿,男,8 岁,尿频、排尿踌躇
尿流曲线为 Staccato 型曲线,21/100/–

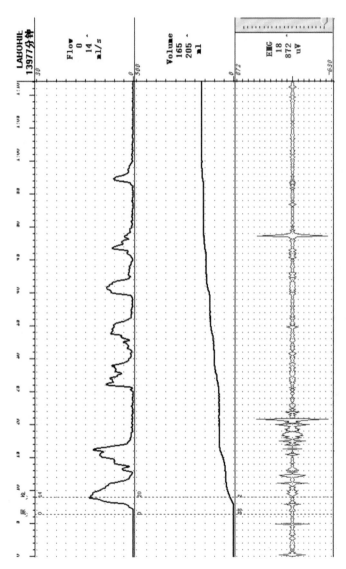

图 4-8 患儿,男,9 岁,创伤性尿道断裂术后,排尿费力

尿流曲线为间断曲线,14/200/-

功能。

1. 检查中的注意事项

（1）以耻骨联合上缘平面的压力为膀胱压零点，不同体位测量结果无统计学差异。

（2）灌注速度和介质：每分钟灌注速度应为正常最大膀胱容量的 5%~10%。灌注介质一般为 21~37℃生理盐水。

（3）灌注周期：至少灌注 2 个周期，2 次测定结果一致方可证明所得结果的准确性。

（4）P_{det}（逼尿肌压力）=P_{ves}（膀胱压力）-P_{abd}（腹腔压力）；若 P_{abd}=0，P_{det}=P_{ves}。

（5）停止灌注：患儿出现强烈排尿感、不适、不自主排尿、逼尿肌压力超过 40cmH$_2$O、灌注量超过估计膀胱容量 150% 或漏尿速率大于灌注速度时，应停止灌注。

2. 膀胱顺应性　膀胱顺应性是膀胱储尿功能的重要参数，计算方法为逼尿肌压力增加与膀胱容量增加的比值，单位为 ml/cmH$_2$O。其含义为逼尿肌压力每升高 1cmH$_2$O 所需的膀胱灌注量。成人正常值：>20ml/cmH$_2$O。文献报道膀胱顺应性 <9 ml/cmH$_2$O 是上尿路扩张的相关因素。儿童的膀胱顺应性正常值范围仍有争议。2006 年 ICCS 的规范中指出小儿膀胱充盈至预计的膀胱容量时，逼尿肌压力变化小于 10cmH$_2$O 认为顺应性好。

膀胱顺应性下降见于膀胱壁张力增强或广泛纤维化的患者，见图 4-9。顺应性在充盈早期下降对上尿路所造成的影响要比在充盈末期下降更大。高顺应性膀胱的特点为随着膀胱容量增加，逼尿肌压力始终维持在低水平，即使达到最大膀胱容量时，压力仍不升高，可见于逼尿肌收缩功能受损的患者。

膀胱顺应性受到膀胱灌注速度的影响，所以应该控制膀胱灌注的速度，不能过快。

3. 逼尿肌功能　正常情况下，逼尿肌在充盈期没有或仅有很小的压力改变，在诱发条件下也不会出现不自主性收缩，此即逼尿肌的稳定性；在排尿期可自主启动逼尿肌持续性收缩并在

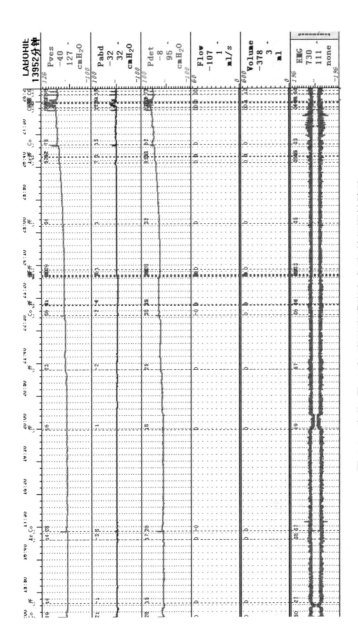

图 4-9 患儿,男,4 岁,脊髓脊膜膨出术后,神经源性膀胱
膀胱测压见充盈末期逼尿肌顺应性快速下降

正常时间范围内完全排空膀胱。

逼尿肌功能异常可表现为以下几种类型：

（1）逼尿肌过度活动：充盈期自发或诱发产生的逼尿肌不自主性收缩，压力超过基线 15cmH$_2$O，可见于膀胱过度活动症、遗尿症、神经源性膀胱的患儿（图 4-10）。

（2）逼尿肌收缩亢进：排尿期逼尿肌收缩力增高，见于膀胱出口梗阻者。

（3）逼尿肌收缩无力：充盈期逼尿肌无收缩，排尿期逼尿肌无收缩或不能持续有力地收缩，可见于惰性膀胱（图 4-11）。

4. 漏尿点压力

（1）腹压漏尿点压力（abdominal leak point pressures，ALPP）：患者进行咳嗽、Valsalva 动作等各种增加腹腔压力的动作过程中出现尿液漏出时的膀胱腔内压，用于评价压力性尿失禁患者的控尿功能。ALPP<60cmH$_2$O，提示尿道括约肌关闭功能严重受损。

（2）膀胱漏尿点压力（detrusor leak point pressures，DLPP）：是行持续膀胱灌注，直至出现尿液溢出时的膀胱压力，用以预测上尿路损害及评估膀胱出口阻力。

（3）相对安全膀胱容量（relative safe bladder capacity）：指膀胱内压小于 35~40 cmH$_2$O 时的膀胱容量。膀胱压是影响上尿路尿液输送的重要因素之一，DLPP>40cmH$_2$O 是造成上尿路损害的临界压力。DLPP 超过安全膀胱压力值越高，安全膀胱容量越小，损害性储尿阶段越长，上尿路损害越重，出现的也越早（图 4-12）。

（四）尿道外括约肌募集电位肌电图检查

募集电位肌电图是测量多个肌细胞甚至整块肌肉组织的生物电活动的向量，用以反映整块肌肉的收缩和舒张状态。通常肌电图检查时同步进行尿流率测定或充盈性膀胱测压，用以观察充盈期膀胱容量和压力变化与尿道外括约肌的舒张和收缩活动的关系，以及排尿期逼尿肌与括约肌活动的协调性。

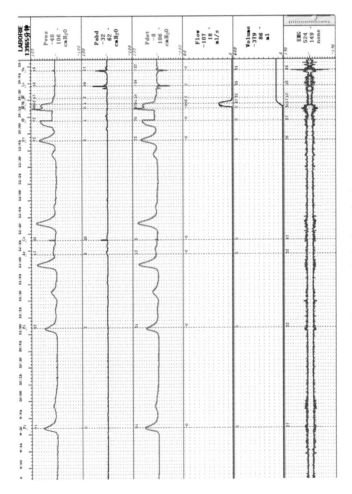

图 4-10 患儿,女,9岁,OAB

膀胱测压充盈期可见逼尿肌过度活动,收缩引起的波动幅度大于 15cmH₂O

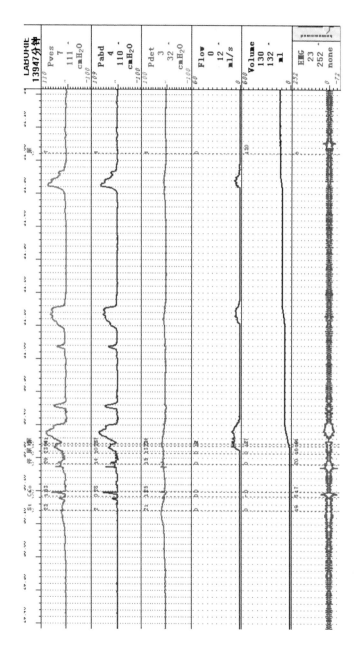

图 4-11 患儿，男，椎管内脂肪瘤、脊髓栓系术后，神经源性膀胱
排尿困难，尿线无力。膀胱测压见排尿期逼尿肌收缩无力，患儿以腹压排尿，相应的可见逼尿肌括约肌不协调

111

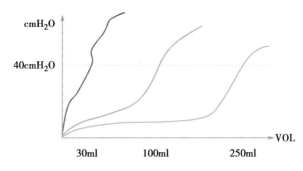

图 4-12　膀胱内压大于 40cmH$_2$O 的储尿阶段为损害性储尿阶段
安全膀胱容量越小、损害性储尿阶段越长、膀胱顺应性下降越早、
上尿路损害越重、出现得也越早

正常情况下,在充盈期,肌电活动随着膀胱充盈而逐渐增强,腹压突然增加时,肌电活动也会突然增加;在排尿期,肌电活动消失,并且肌电活动的消失稍早于逼尿肌开始收缩。排尿结束后肌电活动再度出现。

充盈期出现肌电活动下降或消失,提示不稳定尿道;排尿期出现肌电活动不消失或消失不全,提示逼尿肌括约肌协同失调(图 4-13,图 4-14)。

四、遗尿患儿的尿动力学改变

许多遗尿症儿童在膀胱稳定性逐渐发育成熟的过程中,EEG 提示中枢神经系统对膀胱充盈程度的识别增强,并最终能够获得抑制膀胱开始收缩的能力。说明膀胱控制能力的延迟成熟在夜遗尿的发生中起一定的作用。

从尿动力学角度看,遗尿都是在无排尿意识或朦胧排尿意识下,逼尿肌收缩伴随同步尿道括约肌舒张而发生。大量的研究表明,无论单症状性夜遗尿还是非单症状性夜遗尿,即使临床上未表现出下尿路症状,都能通过尿流动力学检查发现存在膀胱尿道功能的异常。

常见的异常表现有:

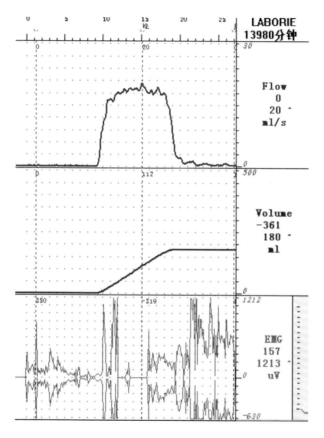

图 4-13　患儿,女,6 岁,儿童夜遗尿症

钟型曲线,20/180/−,排尿期肌电活动活跃,提示逼尿肌括约
肌不协调

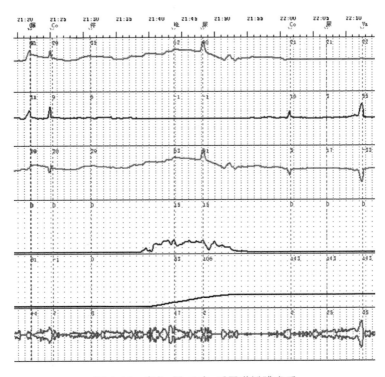

图 4-14　患儿,男,7 岁,后尿道瓣膜术后
膀胱测压见排尿期逼尿肌括约肌不协调

1. 逼尿肌不稳定　文建国等报道 156 例遗尿患儿中 97 例
(62.2%)检测到逼尿肌不稳定(detrusor instability,DI)。其中 120
例单症状性夜遗尿患儿中 68 例(56.5%)出现 DI,36 例非单症
状性夜遗尿中 29 例(80.6%)出现 DI。逼尿肌不稳定可能与中
枢神经系统功能发育成熟延迟有关。

2. 功能性膀胱容量减少　功能性膀胱容量减少与夜间
尿量不匹配是原发性遗尿症的重要发病机制。国内文献报道
13.4%~36.5% 的儿童夜遗尿症患儿功能性膀胱容量减少。而在
难治性遗尿患儿中,比例更高。也有研究认为,逼尿肌不稳定是
儿童夜遗尿症的主要原因,而功能性膀胱容量减少、膀胱顺应性

降低是逼尿肌不稳定收缩的结果。

3. 逼尿肌括约肌不协调　文献报道 17.5%~63.5% 的儿童夜遗尿症患儿中存在逼尿肌括约肌不协调。

（栾江威　刘　颖）

第四节　鉴别诊断

儿童中下尿路功能障碍（low urinary tract dysfunction，LUTD）常见，有文献报道约占小儿泌尿外科门诊量的 40%。对于伴有下尿路症状的非单症状性夜遗尿，需要与以下情况相鉴别：

一、特异性日间尿频

特异性日间尿频（extraordinary daytime urinary frequency，EDUF）是一种良性自限性症候群，门诊常见，发病率为 0.98%，又称单纯性日间尿频、日间尿频尿急综合征。特点为突然出现的日间尿急、尿频，但尿失禁罕见。一般十几分钟排尿一次，每次尿量很少，绝大部分患儿夜间膀胱行为正常。症状可持续数天至数月不等，具有自限性，可自行消失。病因不明，部分患儿有心理紧张。尿检、B超、VCUG、尿流率检查均正常。治疗以观察及缓解心理紧张为主。

二、膀胱过度活动症

2003 年，国际尿控协会（International Continence Society，ICS）公布标准化术语，正式定义膀胱过度活动症（overactive bladder，OAB）为尿急，伴或不伴急迫性尿失禁，通常伴随尿频及夜尿增多。膀胱过度活动症是仅次于遗尿症的常见的膀胱功能障碍。最典型的症状是尿急，在儿童中常表现为尿频、尿急、白天急迫性尿失禁和夜间遗尿。有时可观察到受累儿童有特殊的憋尿姿势，如文森特屈膝礼。膀胱测压可测到膀胱充盈期有逼尿肌过度活动引起的单个或多个振幅不一的压力波，压力超过

$15cmH_2O$。一般膀胱容量小于正常,但无膀胱排空障碍,残余尿阴性。可予以抗胆碱药物治疗,如奥昔布宁。

三、Hinman-Allen 综合征

Hinman-Allen 综合征(Hinman-Allen syndrome,HAS),也称非神经源性排尿功能障碍、非神经源性膀胱,是一种罕见的严重的排尿功能障碍,常见于学龄期儿童及青少年。没有神经系统损害、解剖结构异常的前提下出现的日间失禁及夜间遗尿、复发性尿路感染、便秘、残余尿量增加及慢性尿潴留,是该综合征的主要临床特征。在排尿期膀胱内压升高时,尿道外括约肌的不协调性收缩,是该综合征的典型病理特征。排尿期尿道括约肌收缩及逼尿肌过度活动将导致高压低排性梗阻,增加了泌尿道感染和肾损伤的风险,严重者可导致肾衰竭。由于存在肾功能进行性损害的风险,对 HAS 应采取积极的治疗。治疗的基本目标是保护肾功能,具体治疗方法有泌尿疗法、药物治疗、清洁间歇导尿、生物反馈、肉毒毒素注射、膀胱扩大术等。

四、神经源性膀胱

神经源性膀胱(neurogenic bladder)是指由于支配和协调排尿功能的中枢或周围神经系统受损而引起的膀胱尿道功能失调。在儿童中最主要的病因为神经管发育异常,如脊膜膨出、脊髓脊膜膨出、脊髓栓系等。除此之外,肛门直肠畸形(尤其是高位肛门闭锁)、骶尾部畸胎瘤、中枢/周围神经系统感染,也是儿童神经源性膀胱常见的基础疾病。儿童中继发于外伤、糖尿病者较少见。临床上的主要表现为尿失禁、排尿困难等下尿路症状,还可有反复的发热性泌尿系统感染,甚至肾功能不全的表现。除泌尿系统症状之外,往往伴有不同程度的排便功能异常,如失禁或便秘,以及双下肢畸形、肌力下降、病理征阳性等。神经源性膀胱的患儿需要全面评估肾功能及下尿路功能。腰骶部 MRI 有助于发现神经管发育异常的基础病变;排泄性膀胱尿道

造影(VCUG)用以观察膀胱形态、是否伴有膀胱输尿管反流;放射性核素显像用以评估肾皮质的摄取、滤过及排泄功能(DTPA)及观察肾皮质有无瘢痕形成(DMSA);尿流动力学检查更是对神经源性膀胱的诊断、分类、治疗乃至手术方式的选择有重要的意义。

五、膀胱直肠功能障碍

儿童同时存在下尿路症状和直肠功能障碍的情况很常见,下尿路功能障碍的患儿中,便秘发病率约为 30%~88%,而临床上无神经和解剖等器质性疾病的证据。2013 年第十五届 APAPU 会议建议将这类症候群的命名规范化,称为膀胱直肠功能障碍(bladder and bowel dysfunction,BBD)。文献报道,便秘患儿的直肠扩张可直接压迫膀胱后壁,导致逼尿肌过度活跃或影响膀胱排空能力。临床上对于伴有便秘的遗尿症应注意鉴别 BBD,仔细询问排尿及排便病史,完善尿动力学、钡剂灌肠等检查。ICCS 推荐使用膀胱肠道功能障碍量表(bladder/bowel dysfunction questionnaire,BBDQ)对患儿进行评估。

膀胱肠道功能障碍量表的治疗方法包括:

(1) 如厕训练(toilet training):文献报道单纯的如厕训练可使 60% 的患儿尿急症状消失,同时联合生物反馈治疗可增加疗效。

(2) 动画生物反馈:可改善 BBD 患儿中 80% 的尿失禁,70%~100% 的尿频和 70%~90% 的尿频,20%~100% 的便秘和 VUR。

(3) 积极的肠道管理:可使部分下尿路症状消失。文献报道当 95% 的便秘改善后,68% 的患儿日间尿失禁减少 50%,27% 的患儿日间尿失禁完全消失,17% 的患儿遗尿症状消失。

除上述器质性疾病及功能性障碍之外,精神、心理、行为问题与也会对小儿下尿路功能造成影响,必要时需要小儿心理科医生的介入,进行多学科团队的综合诊治。

(栾江威　刘　颖)

参考文献

1. Heron J, Joinson C, Croudace T, et al. Trajectorise of daytime wetting and soiling in a United Kingdom 4 to 9-year-old population birth cohort study. J Urol, 2008, 179(5):1970

2. Swithinbank LV, Heron J, von Gontard A, et al. The natural history of daytime urinary incontinence in children: a large British cohort. Acta Paediatr, 2010, 99(7):1031

3. Nevéus T, von Gontard A, Hoebeke P, et al. The standardization of terminology of lower urinary tract function in children and adolescents: report from the Standardisation Committee of the International Children's Continence Society. J Urol, 2006, 176(1):314

4. Bloom DA, Seeley WW, Ritchey ML, et al. Toilet habits and continence in children: an opportunity sampling in search of normal parameters. J Urol, 1993, 149(5):1087

5. Wen JG, Wang QW, Wen JJ, et al. Development of nocturnal urinary control in Chinese children younger than 8 years old. Urology, 2006, 68:1103

6. 金锡御, 宋波. 临床尿动力学. 北京: 人民卫生出版社. 2002

7. Charalampous S, Printza N, Hashim H, et al. Bladder wall thickness and urodynamic correlation in children with primary nocturnal enuresis. J Pediatr Urol, 2013, 9(3):334

8. Norgaard JP, Van Gool JD. Standardization and deftnitions in lower urinary tract dysfunction in children. Bri J Urol, 1998, 81(Suppl 3):S1

9. Abrams P, Cardozo L, Fall M, et al. The standardization of terminology in lower urinary tract function: report from the standardization sub-committee of the International Continence Society. Urology, 2003, 61(1):37

10. Austin PF, Bauer SB, Bower W, et al. The standardization of terminology of lower urinary tract function in children and adolescents: update report from the Standardization Committee of the International Children's Continence Society. J Urol, 2014, 191(6):1863

11. 黄书满, 文建国. 尿动力学检查在小儿排尿功能障碍诊断中的应用研究进展. 中华实用儿科临床杂志, 2014, 29(5):380

12. 吕宇涛, 文建国, 袁继炎, 等. 小儿尿动力学检查专家共识. 中华小儿

外科杂志,2014,35(9):711

13. Drzewiecki BA,Bauer SB. Urodynamic testing in children:indications, technique,interpretation and significance.J Urol,2011,186(4):1190

14. 文建国,刘奎,邢璐,等. 小儿尿动力学检查的特殊问题. 临床泌尿外科杂志,2007,22(4):310

15. Chang SJ,Chiang IN,Hsieh CH,et al. Age-and-gender-specific nomograms for single and dual post-void residual urine in healthy children. Neurourol Urodyn,2013,32(7):1014

16. Lorenzo AJ. What is the variability in urodynamic parameters with position change in children? Analysis of a prospectively enrolled cohort. J Urol, 2007,178(6):2567

17. Kurzrock EA,Polse S. Renal deterioration in myelodysplastic children: urodynamic evaluation and clinical correlates. J Urol,1998,159(5):1657

18. Wang QW,Wen JG,Song DK,et al. Is it possible to use urodynamic variables to predict upper urinary tract dilatation in children with neurogenic bladder—sphincter dysfunction? BJU Int,2006,98(6):1295

19. Watanabe H,Azuma Y. A proposal for a classification system of enuresis based overnight simultaneous monitoring of electroencephalography and cystometry. Sleep,1989,12(3):257

20. 杨合英,文建国,王庆伟,等. 原发性夜遗尿症尿动力学检查评估. 中华小儿外科杂志,2005,26(2):78

21. 何大微,李旭良,陈志远. 小儿原发性夜遗尿症尿动力学评价的初步探讨. 中华小儿外科杂志,2002,23(5):437

22. Yeung CK,Sit FKY,To LKC,et al. Reduction in nocturnal functional bladder capacity is a common factor in the pathogenesis of refractory nocturnal enuresis. BJU Int,2002,90(3):302

23. 汪庆玲,徐虹,毕允力,等. 305 例原发性遗尿症儿童尿流率检测结果分析. 临床小儿外科杂志,2006,5(3):161

24. Farhat W,Bagli DJ,Capolicchio G,et al. The dysfunctional voiding scoring system:quantitative standardization of dysfunctional voiding symptoms in children. J Urol,2000,164(3 Pt 2):1011

25. Bergmann M,Corigliano T,Ataia I,et al. Childhood extraordinary daytime urinary frequency-a case series and a systematic literature review. Pediatr Nephrol,2009,24(4):789

26. Deshpande AV, Craig JC, Smith GH, et al. Management of daytime urinary incontinence and lower urinary tract symptoms in children. J Pediatr Child Health, 2012, 48(2): E44

27. Hellerstein S, Zguta AA. Outcome of overactive bladder in children. Clin Pediatr(Phila), 2003, 42(6): 553

28. Vincent SA. Postural control of urinary incontinence. The curtsy sign. Lancet, 1966, 2(7564): 631

29. Hinman F, Baumann FW. Vesical and ureteral damage from voiding dysfunction in boys without neurologic or obstructive disease. J Urol, 1973, 109(4): 727

30. Allen TD. The non-neurogenic neurogenic bladder. J Urol, 1977, 117(2): 232

31. Mesrur Selcuk Silay, Orhan Tanriverdi, Tuna Karatag, et al. Twelve-year experience with Hinman-Allen Syndrome at a single center. Pediatr Urol, 2011, 78(6): 1397

32. Jayanthi VR, Khoury AE, McLorie GA, et al. The non-neurogenic neurogenic bladder of early infancy. J Urol, 1997, 158: 1281

33. Hinman F. Nonneurogenic neurogenic bladder(the Hinman syndrome)-15 years later. J Urol, 1986, 136(4): 769

34. Kari JA. Neuropathic bladder as a cause of chronic renal failure in children in developing countries. Pediatr Nephrol, 2006, 21: 517

35. Al Mosawi AJ. Identification of nonneurogenic neurogenic bladder in infants. Urology, 2007, 70: 355

36. Sultan S, Hussain I, Ahmed B, et al. Clean intermittent catheterization in children through a continent catheterizable channel: a developing country experience. J Urol, 2008, 180: 1852

37. Nijman RJM. Role of antimuscarinics in the treatment of nonneurogenic daytime urinary incontinence in children. Urology, 2004, 63: 45

38. Arikan N, Soygur T, Selcuki M, et al. Role of magnetic resonance imaging in children with voiding dysfunction: retrospective analysis of 81 patients. Urology, 1999, 54(1): 157

39. 刘颖, 毕允力, 范咏. 尿动力学检查对小儿神经源性膀胱手术方式选择的意义. 中华小儿外科杂志, 2014, 35(9): 661

40. Burgers RE, Mugie SM, Chase J, et al. Management of functional

constipation in children with lower tract symptoms：report from the Standardization Committee of the International Children's Continence Society. J Urol，2013，190（1）：29

41. Schulman SL，Quinn CK，Plachter N，et al. Comprehensive management of dysfunctional voiding. Pediatrics，1999，103（3）：E31

42. O'Regan S，Yazbeck S，Hamberger B，et al. Constipation a commonly unrecognized cause of enuresis. Am J Dis Child，1986，140（3）：260

43. Burgers R，de Jong TP，Visser M，et al. Functional defecation disorders in children with lower urinary tract symtoms. J Urol，2013，189（5）：1886

44. Bauer SB，Austin PF，Rawashdeh YF，et al. International Children's Continence Society's recommendations for initial diagnostic evaluation and follow-up in congenital neuropathic bladder and bowel dysfunction in children.Neurourol Urodyn，2012，31（5）：610

45. O'Regan S，Yazbeck S. Constipation：a cause of enuresis，urinary tract infection and vesico-ureteral reflux in children. Med Hypotheses，1985，17（4）：409

46. Lucanto C，Bauer SB，Hyman PE，et al. Function of hollow viscera in children with constipation and voiding difficulties. Dig Dis Sci，2000，45（7）：1274

47. Drzewiecki BA，Thomas JC，Pope JC 4th，et al. Use of validated bladder/bowel dysfunction questionnaire in the clinical pediatric urology setting. J Urol，2012，188（4）：1578

48. Colaco M，Johnson K，Schneider D，et al. Toilet training method is not related to dysfunctional voiding. Clin Pediatr（Phila），2013，52（1）：49

49. Koenig JF，McKenna PH. Biofeedback therapy for dysfunctional voiding in children. Curr Urol Rep，2011，12（2）：144

50. Borch L，Hagstroem S，Bower WF，et al. Bladder and bowel dysfunction and the resolution of urinary incontinence with successful management of bowel symptoms in children. Acta Paediatr，2012，102（5）：215

第五节　ERP 和 fMRI 在遗尿症儿童认知功能中的应用

认知是大脑信息加工的过程，是人类获得知识和应用知识的途径，包括感知觉、注意、记忆、情绪等认知过程，其认知能力的好坏往往决定了个人的人生轨迹、自我价值实现乃至对社会的贡献。近年来国内外对遗尿症儿童认知功能的研究已成为焦点,遗尿症儿童的认知功能存在紊乱,常伴注意力不集中,其发病率随着年龄增大而增加,同时遗尿症儿童在不尿床后仍存在注意不集中等认知问题。故遗尿症不仅只是排尿障碍,也往往导致认知功能的障碍,引起心理行为问题,影响遗尿症治疗的依从性及预后。

儿童夜遗尿症的认知功能研究多见于量表检测,如采用中国韦氏智力量表对遗尿症儿童的智力进行测试,提示总智商无影响,但智力结构不平衡,存在注意、记忆因子缺陷;通过斯诺佩评估量表发现遗尿症的注意力不集中或多动等症状的发生率高达 30%,比正常儿童高出 8~10 倍;通过 K-SADS 对注意缺陷多动障碍合并遗尿症及未合并的受试者进行评估,发现合并遗尿症者相比未合并者,更多的出现注意力不集中的症状,证实遗尿症与注意力不集中之间的联系;通过复杂图形测试,发现遗尿症儿童周边细节错误率高于正常儿童,提出其记忆功能存在障碍;通过对遗尿症儿童短期词语记忆测试发现去氨加压素对遗尿症的短期记忆有改善作用,间接表明遗尿症儿童存在短期记忆障碍。虽然上述量表检测已表明遗尿症存在注意、记忆等认知功能的障碍,但现在有越来越多的研究通过事件相关电位和功能磁共振等方法,对遗尿症儿童注意、记忆等的认知障碍的神经机制进行客观深入探讨。

一、儿童夜遗尿症认知功能的事件相关电位研究

事件相关电位(event related potential,ERP)是认知神经科学领域中,评价大脑信息处理过程相关电活动的一种无创伤性检测手段。时间分辨率达毫秒(ms)级,可对认知心理活动的客观指标进行定量分析。ERP 研究是指外加一种特定刺激作用于感觉系统或当某种心理因素出现时,多次呈现刺激时记录脑电信号,叠加并平均这些信号以消除自发电位的影响,由此得到

事件相关电位,分析刺激与 ERP 电位之间的关系,从而得到有价值的发现,揭示认知活动的神经机制。

ERP 的成分包括 P200、N200、P300 等,其中 P200 代表特征察觉的基础上完成知觉分析,是知觉整合的有关成分,整合成一个有意义的个体,是关于意义识别最早的电生理标记,具有跨实验范式的一致性,受注意影响,更加受任务难度的影响;N200 所具备的意义高度依赖于实验范式,反映了注意的警觉,根据不同的范式或认知过程进行解释,在持续性操作测试或 odball 范式中代表冲突监测,在情绪范式中反映大脑对危险性内容的警觉;P300 对实验范式依赖性更强,是有意识的加工,其波幅增大,认知资源的涉入增多,但对于处于优势地位无关的干扰目标的抑制时 P300 可能减少。

(一)儿童夜遗尿症视觉注意的 ERP 研究

1. 持续性操作测试(CPT) 遗尿症 ERP 用于注意认知研究常采用 CPT 方法。CPT 任务是指在一系列的刺激快速呈现中要求被试对预先指定的目标进行反应,是一种反应 / 不反应的任务,能较好地检测注意力的警觉和冲突的排解。

刺激共包括 400 个数字。刺激为 1~9 的数字伪随机地在屏幕上显示。阿拉伯数字 0~9,数字 1 作为提示,1 后面出现的 9 作为靶(Go 刺激),1 后面出现的其他数字作为非靶(Nogo 刺激),其他数字(0,2,3,4,5,6,7,8)作为分心刺激。被试需要对 1 后紧接出现的 9 右手按键,而 1 后面出现其他数字,或其他数字后出现的 9 不需要按键。同时记录脑电信号及行为学数据,采用分析软件,从记录的脑电中,通过平均叠加技术提取出 ERP 成分,并分析其潜伏期和波幅。基线矫正从每个刺激前 200ms 开始,即 -200ms~0ms;分析时段为图片出现 0ms 到其后 2000ms;脱机处理记录过程中出现的眼动和眨眼等伪迹,主要测量和分析 ERP 各成分的波幅和潜伏期。

有研究发现遗尿症儿童非靶刺激 P2 潜伏期明显延长(图 4-15),考虑为注意障碍致大脑信息分类的早期识别所投入的注

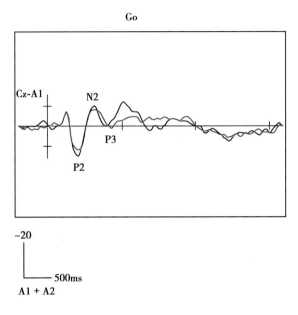

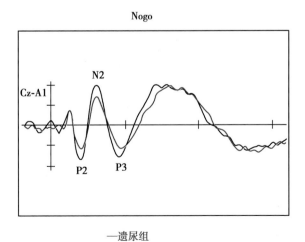

—遗尿组

—正常组

图 4-15 遗尿症与正常儿童 Pz 导联各组成分比较

意的过程延长,而引起信息传入神经速度减慢。遗尿症非靶刺激的 N2 波幅明显降低而 P3 无明显差异,初步认为遗尿症反应抑制功能没有损伤,而可能存在注意冲突监测功能紊乱,导致注意障碍。

2. Oddball 范式　听觉 Oddball 范式的刺激包括两种:60dB、1kHz 和 60dB、2kHz 的短纯音,其中 1kHz 呈现概率是 85%,为标准刺激,2kHz 呈现概率是 15%,为偏差刺激,当听到偏差刺激时需要被试者按键。有学者通过听觉 oddball 范式对 7~9 岁的遗尿症和正常儿童进行比较,发现遗尿症儿童 P300 潜伏期明显延长而 N200 未见明显异常,提示其注意的执行功能较正常儿童延迟,可能与儿童工作记忆的刷新及对刺激的决策能力降低有关。

(二) 遗尿症工作记忆的 ERP 研究

ERP 用于工作记忆的研究常采用"学习 - 再认"实验范式,是将记忆研究分为学习与再认两个阶段,学习阶段会依次呈现项目令被试记忆,间隔 4~5s 后进入再认阶段,将呈现学习阶段的部分项目并随机加入学习阶段未呈现的新项目,能较好地检测工作记忆的容量负荷。

刺激内容采用国际标准记忆图库和国际图片命名系统的黑白线条图。首先进行学习阶段,使被试者对所有出现的图片进行记忆和理解试验过程。然后进行再认阶段,旧图为学习过的,要求右手按键,新图为未学习过的,要求左手按键。

夜遗尿症儿童表现为旧图 P2 波幅降低、新图 P2 潜伏期延长(图 4-16),提示其工作记忆的熟悉及回忆的分类能力下降,在新旧图出现时 N2 波幅均显著降低,显示工作记忆功能容量负荷的缺陷及冲突监测功能障碍,这可能与儿童遗尿症夜间精氨酸加压素缺乏,影响记忆受体的结合有关,同时膀胱信号长期过度刺激,导致睡眠结构紊乱,打乱了睡眠相关性记忆的巩固过程,记忆容量下降,使记忆相关回路受损。

(三) 儿童夜遗尿症情绪的 ERP 研究

在情绪 ERP 研究中,情绪性面孔是最为常见的刺激形式,

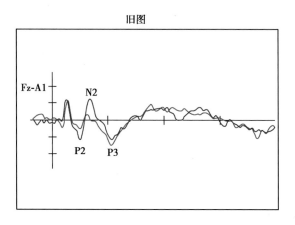

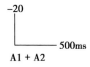

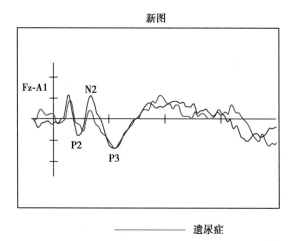

图 4-16　遗尿症与正常儿童 Cz 导联各组成分比较

分为喜悦、惊讶、悲伤、愤怒、厌恶及恐惧这六种基本情绪,同时有一套国际情绪图片系统,图片包括正性的如获胜、娱乐、旅游等场景,负性的如事故、自然灾害、垃圾等内容,以及日常用品等中性画面;此外,情绪性词汇也是常见的实验材料。

有研究运用中性图片、负性图片及正性图片等刺激材料对遗尿症、ADHD、遗尿症合并 ADHD 儿童进行测试,当看到中性图片时需要按键,发现遗尿症儿童在看到负性和正性图片时相比正常儿童其 ERP 各成分均有更强的应答,表明遗尿症儿童对于情绪处理更易激动。

二、儿童夜遗尿症认知功能的功能磁共振研究

功能磁共振成像技术(functional magnetic resonance imaging, fMRI)是以磁共振快速成像的方法检测大脑功能区活动时内部的血氧水平变化,间接地研究脑功能的方法。fMRI 基于血氧水平依赖性(blood oxygenation level dependent,BOLD)效应,基本原理是:当神经元活动时,其邻近血管床的血流量和血流容积增加,导致神经元活动区域局部氧合血红蛋白含量增加,而增加的氧合血红蛋白实际上多于神经元代谢活动所需要的氧合血红蛋白,因而在神经元活动区的毛细血管床和静脉血中氧合血红蛋白量多于非活动区,即神经元活动区中作为顺磁性物质的去氧血红蛋白含量少于非活动区,因此在 T_2 或 T_2WI上神经元活动区的信号强度高于非活动区的信号强度。虽然这一信号差别很微小,但通过适当的后处理可以将这种代表神经元兴奋活动的信号提取出来,显示出明确可靠的信号变化。BOLD 效应直接反映的是脑神经活动引起的局部血流和代谢改变,这种成像方法取决于局部血管的氧含量,故称为血氧水平依赖(BOLD)脑功能成像。Biswal 等于 1995 年发现人脑静息状态下左右半脑主运动区 BOLD 信号的"慢波振荡"(0.01~0.08Hz)显示一种显著的功能连接特性,后进一步研究发现静息状态人脑运动系统、听觉系统、视觉系统内部都存在显著的功能连接,

它所表现出的功能是自发和持续的,当只有执行目标定向的任务时,这些功能才会被减弱。休息时产生负激活的脑功能区可能构成一个静息状态网络,该网络在被试执行视觉处理任务时几乎不发生变化,这对于功能成像实验的设计和结果的解释非常有意义。尤其是对于儿童的认知研究中,省去了复杂的任务设计,使研究更加容易实施。

目前国内外已有一些遗尿症的 fMRI 研究。在任务态 fMRI 的研究中,有研究者通过基于分类 N-back 范式的事件相关功能磁共振研究,发现遗尿症儿童存在工作记忆缺陷,而且左侧小脑的功能缺陷可能与其相关;Lei 等使用 Go/NoGo 任务对遗尿症儿童的工作记忆进行评估,发现遗尿症儿童双侧额下回、右侧额中回和额上回处激活减弱,说明遗尿症儿童前额叶皮层(PFC)的功能缺陷可能导致工作记忆缺陷,此外还发现遗尿症儿童在执行任务时右侧大脑的激活降低而左侧大脑的激活增强,有可能说明异常的大脑网络可能影响了遗尿症儿童的反应抑制功能。

静息态 fMRI 的研究也有一些发现。有研究利用静息态 fMRI 研究遗尿症儿童的大脑自发性活动,发现遗尿症儿童内侧额叶额中回(BAIO)低频振幅(ALFF)和局部一致性(ReHo)减少,额下回 ALFF 减少,中脑导水管灰质附近的左侧中脑部分区域 ALFF 升高,这些功能异常可能影响儿童的反应抑制、排尿控制和排尿决策,从而造成遗尿。此外 Yu 等也发现遗尿症儿童额叶—丘脑—小脑神经环路存在明显的静息态连接异常;而另外一项基于图论的复杂网络方法研究指出,儿童组表现出明显的低集群系数值和高特征路径长度值。这导致了遗尿症儿童局部和全局区域信息变换与整合效率降低,该研究还发现遗尿症儿童在枕叶的距状沟、楔叶和舌回以及右颞上回的节点效率减低。虽然研究结果反映的异常节点区域并不包含排尿控制区,不能提供和遗尿症病因的直接关系,但是为遗尿症儿童可能存在潜在的认知障碍提供了证据。

功能磁共振比率低频振幅技术(fractional amplitude of low

frequency fluctuation, fALFF) 是对低频振幅的一种改进, 在探测大脑自发活动或者低频率的信号时, 比率低频振幅具有很高的敏感度和特异度; 且能探测和反映大脑局部区域的激活强度, 异常的 fALFF 值反映了异常的脑能。我们发现在小脑、左侧前额叶、右侧颞叶和枕叶遗尿症组 fALFF 值明显低于正常组。

小脑不仅在控制运动功能方面发挥作用, 同时广泛参与认知功能的调节。神经解剖学研究发现, 小脑与下丘脑间存在着双向、直接的纤维联系, 从而构成了小脑与下丘脑间的神经环路。由于下丘脑是调节内脏活动的高级中枢, 这一神经环路可能为小脑参与内脏活动的调节提供结构基础。小脑活动降低, 可能会对下丘脑分泌抗利尿激素产生影响, 儿童排尿量不受控制而有遗尿表现。此外, 小脑可能参与了注意的认知过程。遗尿症儿童注意力下降是否与小脑损伤有关尚待进一步研究。

有研究发现遗尿症左侧前额叶 fALFF 值低于正常儿童。左侧前额叶在注意的选择中起着重要作用, 其功能异常会导致注意力不集中等表现。额叶是执行功能的重要皮层, 特别是前额皮质的成熟在更为高级的认知能力中发挥重要作用。左侧前额叶活动减弱使其注意执行控制受到抑制, 故遗尿症患儿较正常儿童易出现注意力障碍。

颞叶是执行记忆功能的主要脑区, 颞叶病变会出现不同形式的记忆功能障碍。遗尿症儿童右侧颞叶 fALFF 值较正常组偏低, 提示遗尿症患儿记忆力降低与其颞叶受损有关联。枕叶皮层也参与了记忆认知功能, 故遗尿症枕叶 fALFF 值偏低可能与其记忆力下降有关。

静息态功能磁共振半球间同伦(VMHC)是采用功能连接的方法, 将某一半球与其镜像对称的另一半球脑区连接强度进行比较, 强度高的脑区会显示出较高的 VMHC 值, 连接强度低则 VMHC 值低。有研究发现遗尿症组与正常对照组 VMHC 相比差异明显的脑区位于小脑和前扣带回, 且均为遗尿症组 VMHC 值低于正常组(图 4-17)。遗尿症儿童小脑 VMHC 值偏低, 同样

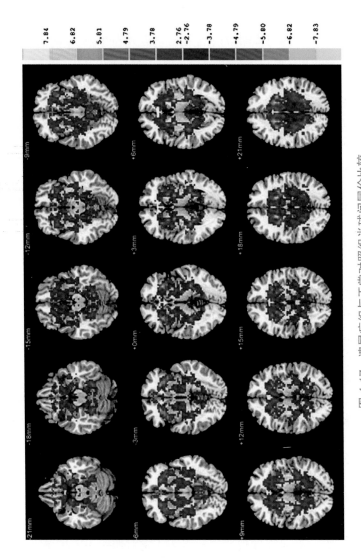

图 4-17 遗尿症组与正常对照组半球间同伦比较

蓝色为遗尿症组半球间同伦值低于正常对照组的脑区, 包括小脑和前扣带回

由于小脑在感知作业中的作用,会引起排尿觉醒障碍,出现遗尿症表现。而前扣带回是突显网络的一部分。突显网络在所有功能网络中具有最高的分类精度,主要功能是整合各种感觉信息,在内外环境中更新对计划、目标的判断和想法,在"觉察"到达"意识"的过程中起重要的作用。遗尿症儿童前扣带回的VMHC值较正常儿童偏低,提示该脑区两半球间功能连接受损,儿童在觉察到排尿时产生正确的意识,在控制排尿出现障碍时不能及时地向大脑发出信号,从而出现遗尿表现。

综上所述,静息态功能磁共振研究结果发现,遗尿症儿童遗尿症状与小脑受损有关,小脑和左侧前额叶功能异常使其注意力下降,而遗尿症记忆力障碍与右侧颞叶、枕叶损伤有一定联系。前扣带回功能受损可能亦与遗尿症状有关。

(丁 立 董 选)

参考文献

1. Baeyens D,Roeyers H,Van E S,et al. The prevalence of attention deficit-hyperactivity disorder in children with nonmonosymptomatic nocturnal enuresis:a 4-year followupstudy.J Urol,2007,78(6):2616

2. BingYu,FanxingKong,MiaoPeng,et al.Assessment of memory/attention impairment in children with primary nocturnal enuresis:A voxel-based morphometry study,2012,81:4119

3. Yang T K,Guo Y J,Chen S C,et al. Correlation between symptoms of voiding dysfunction and attention deficit disorder with hyperactivity in children with lower urinary tract symptoms.J of Urol,2012,187(2):656

4. 丁立,朱洁,沈惠娟,等.原发性遗尿症儿童注意缺陷的事件相关电位研究.中华行为医学与脑科学杂志,2017,26(5):435

5. Equit M,Becker A,El K D,et al. Central Nervous system processing of emotions in children with nocturnal enuresis and attention-deficit/hyperactivity disorder. ActaPædiatrica,2014,103(8):868

6. Yu B,Guo Q,Fan G,et al. Evaluation of working memory impairment in children with primary nocturnal enuresis:evidence from event-related functional magnetic resonance imaging. JPaediatr Child Health,2011,47(7):429

7. Lei D,Ma J,Du X,et al. Altered brain activation during response inhibition in children with primary nocturnal enuresis:anfMRI study. Hum Brain Mapping,2012,33(12):2913

8. Lei D,Ma J,Du X,et al. Spontaneous brain activity changes in children withprimary monosymptomatic nocturnal enuresis:aresting-slate fMRI study. Neurourol Urodyn,2012,3l(1):99

9. Yu B,Sun H,Ma H,et a1. Aberrant whole—brain functional connectivity and intelligence structure in children with primary nocturnal enuresis. PLoS One,2013,8(1):e51924

10. 江凯华,董选,丁丽,等. 功能磁共振比率低频振幅技术在夜间遗尿症儿童脑功能失调的机制研究. 中华行为医学与脑科学杂志,2016,25(9):821

第五章

治疗和管理

第一节　基　础　治　疗

儿童夜遗尿虽不会对患儿造成急性伤害,但长期夜间遗尿会给患儿及其家庭带来较大的疾病负担和心理压力。儿童夜遗尿虽然每年有 15% 的患儿可以自然痊愈,但约 0.5%~2% 的患儿遗尿症状可持续至成年期。因此,儿童夜遗尿一经确诊需尽早进行治疗,临床医师和家长切勿采取"观望"态度。

夜遗尿症患儿的治疗目标:①保持特定的时间不尿床;②减少夜遗尿的发生率;③降低夜遗尿对患儿及家庭的影响;④避免复发。积极的治疗措施主要针对≥5 岁的患儿,<5 岁儿童排尿中枢尚未发育完全。对于小年龄儿、遗尿对生活影响小的儿童可首先进行基础治疗,基础治疗贯穿夜遗尿治疗的全过程。基础治疗包括:遗尿症的健康教育、调整饮食与作息习惯、膀胱功能的训练(包括保留控制训练)、唤醒治疗、激励机制、记录排尿日记等。

一、遗尿症的健康教育

临床医师应加强对夜遗尿患儿家长的教育,向其讲解关于儿童夜遗尿的基本信息,包括夜遗尿的病因、治疗措施、治疗的可能结果等。夜遗尿并不是儿童的过错,家长不应就此对其进行责罚。同时,积极的生活方式指导是儿童夜遗尿治疗的基础,某些夜遗尿儿童仅经生活方式、生活习惯的调整，夜遗尿症状便可消失。

二、调整饮食与作息习惯

帮助家庭规律作息时间。鼓励患儿白天正常饮水，保证每日饮水量。养成健康的饮食习惯。避免食用有利尿作用的食物或饮料，如含茶碱、咖啡因等。晚餐宜早，且宜清淡，少盐少油，饭后不宜剧烈活动或过度兴奋。尽早睡眠，睡前 2~3 小时应不再进食，睡前 2 小时 禁止饮水及食用包括粥汤、牛奶、水果、果汁等含水分较多的食品。

遗尿症患儿管理中每天充分的液体摄入是非常重要的。液体摄入量不够会导致患儿感受不到膀胱充盈感，不利于正常排尿习惯的形成，同时会掩盖膀胱疾病的症状；液体过多摄入，特别是睡前，会增加夜遗尿发生的概率。白天充分的液体摄入自然会减少睡前的液体摄入量，从而减少夜遗尿的风险。有学者认为，睡前的液体限制可以减少夜间总的尿量，从而减少夜遗尿的发生，但是液体限制可能会减低膀胱容量，降低膀胱容量和夜间总尿量的比值，从而导致夜遗尿发生率增加。即便如此，睡前限制液体摄入是有用的，特别是含利尿作用的液体。由于周围环境温度、饮食、活动量等因素，每天液体摄入量是存在差异的。推荐的液体摄入量，见表 5-1。

表 5-1 儿童和青少年推荐的每天液体摄入量

年龄	性别	每天液体摄入量
4~8 岁	男	1000~1400ml
	女	1000~1400ml
9~13 岁	男	1200~2100ml
	女	1400~2300ml
14~18 岁	男	1400~2500ml
	女	2100~3200ml

三、奖励机制

家长应在医师的帮助下树立家庭战胜遗尿的信心,不断强化正性行为和治疗动机。家长不应责备患儿,应该多一些鼓励,减轻孩子对疾病的心理负担,让孩子自己积极地参与治疗。

奖励机制主要针对好的生活习惯,而不仅仅是无尿床发生,可以单独使用,或者与其他治疗方法联合使用。单纯奖励无尿床行为,可能会使患儿产生一种挫败感。尽管他们尽力避免夜遗尿,但仍达不到相对应的目标。奖励可给予下列情形,如白天摄入推荐量的液体、睡前排尿的习惯、积极参与遗尿症的管理,如服药与记录排尿日记等。避免使用惩罚措施或取消以前获取的奖励,这些可能会影响奖励措施的效果。结合儿童的年龄、喜好,家属可以慎重选择相应的激励方法。如年龄小的患儿可选用星图。这种奖励机制单独使用仅推荐于间断尿床的青少年和儿童的起始治疗。

四、养成良好的排尿、排便习惯

养成日间规律排尿(每日4~7次)、睡前排尿的好习惯,部分家长尝试闹钟唤醒。通常让患儿晨起时排尿,在学校期间至少排尿2次,放学后、晚餐时和睡前各排尿1次。正确的排尿姿势很重要,让患儿适当的脱下衣服,以臀部和足为支撑,安全地坐在马桶上,女孩取舒适髋外展姿势。舒适的姿势有助于盆底肌肉的松弛。建议遗尿症儿童和青年白天尽量避免使用尿布或拉拉裤。这些习惯在夜遗尿症患儿的治疗过程中非常重要。

遗尿症患儿通常伴随便秘,特别是非单症状性夜遗尿症患儿。建议多食用纤维素丰富的食物,每日定时排便,对伴有便秘的患儿应同时积极治疗便秘。在进行遗尿症管理之前,便秘应被及时诊断和治疗。保持大便通畅,早餐后排便更好。选择能软化大便的食物,必要时可加用促进大便排泄的药物,如聚乙二醇。同时适当的锻炼也是值得鼓励的。未经治疗的便秘可能导致夜遗尿症的复发。

五、唤醒治疗

唤醒治疗是很多家庭用于管理夜遗尿的措施之一，能减少夜遗尿发生的频率。2010 年英国国家卫生与临床优化研究所（NICE）制定的"儿童及青年遗尿症管理"中汇总了多个关于唤醒治疗方法的比较，人工唤醒组较安慰剂组治疗 6 周时每周遗尿次数减少 1.7 次，但纳入研究标本量均不大。有些家长夜间不唤醒孩子，抱孩子去排尿，很难让患儿感觉到膀胱的充盈，从而无法形成有效的排尿反射。入睡后 2~3 小时和尿床发生前唤醒对患儿夜遗尿的发生没有明显的影响。

唤醒治疗有人工唤醒、闹钟和报警器 3 种形式。周巍然等研究表明，人工唤醒组和闹钟组在治疗 6 个月后分别有 13.3% 和 20.0% 治愈，低于去氨加压素组和遗尿报警器组，同时这 2 种唤醒治疗方式可能会打断患儿睡眠，降低睡眠质量，提示人工唤醒、闹钟方式仅可作为短期或临时控制尿床的措施。Kazunari Kaneko 认为不应该强行唤醒排尿，夜间唤醒排尿可能减少 ADH 的分泌，但缺乏相关大数据的证据。鼓励遗尿症患儿积极参与学校组织的需过夜各项活动，有利于增加遗尿症患儿的自信心。在这种情形下，学校老师夜间唤醒治疗是可以接受的。唤醒治疗仅适用于遗尿症患儿管理的短期应用。在其他治疗方法尚未发挥作用时，唤醒治疗有助于遗尿症患儿夜间的自我觉醒。

六、膀胱功能训练（包括保留控制训练）

膀胱功能训练（包括保留控制训练）已被应用于儿童夜遗尿症的治疗。患儿放学回家时，有尿意时尽可能憋住，以增加功能性膀胱容量。停止 - 开始训练：当患儿排尿时鼓励时断时续排尿，然后将尿排尽，以锻炼盆底肌肉。这种技术源自成人盆底肌无力的治疗,这种日间的憋尿是否有利于夜间排尿的控制尚存在争议。

七、记录排尿日记

指导家长认真记录记录排尿日记(voiding diary or bladder diary,VD or BD),以帮助评估儿童夜遗尿的个体化病情并指导治疗。BD 是一种非侵入性诊断工具,不仅增加了患儿就诊的依从性,还能动态、客观地反映病情,有助于区分白天多尿、夜间多尿、压力性尿失禁及急迫性尿失禁等,可准确判断患儿夜遗尿类型,指导临床针对性治疗。BD 是评估儿童膀胱容量和是否存在夜间多尿的主要依据,是儿童夜遗尿具体治疗策略选择的基础。

BD 自出现以来,形式多样,尚不固定。其设计思路主要是结合患者、医护人员的喜好及便利度,最大可能地增加诊疗依从性及数据准确性。排尿日记的表现形式主要有 2 种:纸质和电子形式;常用的内容记录方式有 4 种:纯文字记录、表格、问卷调查和颜色标记法,其中以表格形式使用率最高。2012 年 Bright 等结合患者和临床医师的观点指出,BD 的内容应包括排尿时间、排尿量、液体摄入情况(时间、种类、总量)、尿失禁情况(发作时间、尿失禁总量、尿布更换时间)、膀胱知觉和排尿症状。儿童 BD 持续时间则相对较长,多分为夜间排尿日记和白天排尿日记 2 种。2014 年《中国儿童单症状性夜遗尿疾病管理专家共识》认为儿童夜间排尿日记以连续 7 个晚上记录为宜;白天排尿日记则以 3~4 天为宜(儿童上学期间可于周末记录)。

BD 应在做到睡前 2 小时限水、睡前排空膀胱之后进行评价。BD 是在家中记录儿童一段时间与排尿相关的症状,主要用于已获得排尿控制或 5 岁以上儿童。记录 BD 前要告知记录方法和注意事项,并提供测量尿量杯。各项内容记录时间为专家共识推荐,但需结合患儿依从性及研究实际出发综合考虑。Hansen 等报道记录 2 个白天和 3 个夜晚即 1 个周末 BD 的结果即较为可靠,如果再延长记录时间则患儿和父母积极性会显著下降。

BD 中可反映夜遗尿症发病原因的参数有功能性膀胱容量(functional bladder capacity,FBC)和夜间尿量。FBC 为除晨起第一次排尿外记录到的最大排尿量。对伴有膀胱障碍儿童多不能感知膀胱信号,同时儿童多在非完全充盈时排尿,排尿量变化较大,使得准确判断 FBC 较为困难。因此,推荐排尿量代替术语 FBC,并推荐年龄预期膀胱容量(expected bladder capacity,EBC)为标准容量。EBC 计算公式为(30+ 年龄 × 30)ml,适用 12 岁以下儿童。如果没有残余尿量则 BD 记录最大排尿量可以与 EBC 比较,其小于 EBC65% 或大于 130%,分别为膀胱容量降低或增加。因儿童自身和个体间存在较大变化并且缺乏大规模研究,使得很难确定其 24 小时尿量正常范围。目前推荐儿童多尿症为 24 小时尿量超过体表面积 $2L/m^2$。夜间尿量正常范围因年龄而不同,夜间多尿定义为夜间尿量超过其 EBC 130%。

通过 BD 提供的数据信息可发现诊疗依从性差的家庭,帮助患儿获取更多的家庭关怀,提升患儿社会心理健康;同时有利于发现烦渴儿童,推测导致患儿饮水的主要原因,如糖尿病、肾脏疾病等,避免烦渴的患儿误服去氨加压素的风险。从 BD 中获取的信息有利于临床区分单症状夜遗尿患儿的临床亚型,指导个体化治疗,详见图 5-1。《国际小儿尿控协会 ICCS 遗尿症治疗实践指南》《英国国家卫生研究院和临床优化中心 NICE 儿童夜遗尿管理指南》《日本儿童夜遗尿专家共识》《欧洲泌尿外科学会指南:尿失禁》《中国儿童单症状性夜遗尿疾病管理专家共识》均指出 BD 可以准确提供排尿时间、排尿量、饮水量及尿急、尿失禁等下尿路症状数据,而且可用于遗尿、尿失禁等疾病的诊断及临床辅助治疗。通过 BD 可简化诊断流程,避免其他不必要的检查,增加患儿就诊的依从性,有效提高诊断的准确性和治疗的针对性。

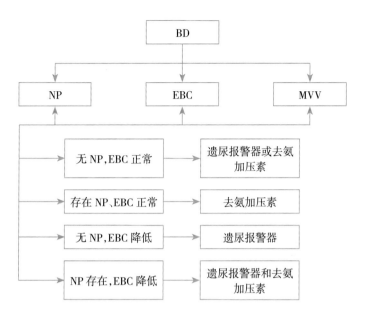

图 5-1　结合排尿日记单症状夜遗尿症患儿的一线治疗方案

NP：nocturnal polyuria，夜间多尿；EBC：expected bladder capacity，预期膀胱容量；MVV：Maximum voiding volume，最大排尿量

（夏正坤　吴　伟）

参考文献

1. Vande Walle J，Soren Rittig，Stuart Bauer，et al. Practical consensus guidelines for the management of enuresis. Eur J Pediatr，2012，171：971

2. 中国儿童遗尿疾病管理协作组 . 中国儿童单症状性夜遗尿疾病管理专家共识 . 临床儿科杂志，2014，32（10）：970

3. Kamperis K，Hagstroem S，Rittig S，et al. Combination of the enuresis alarm and desmopressin：second line treatment for nocturnal enuresis. J Urol，2008，179（3）：1128

4. Ahmed AF，Amin MM，Ali MM，et al. Efficacy of an enuresis alarm，desmopressin，and combination therapy in the treatment of saudi children with primary monosymptomatic nocturnal enuresis. Korean J Urol，2013，54（11）：783

5. Butler RJ,Gasson SL:Enuresis alarm treatment. Scand J Urol Nephrol, 2005,39(5):349

6. Nevéus T.Nocturnal enuresis-theoretic background and practical guidelines. Pediatr Nephrol,2011,26(8):1207

7. 郭维,徐虹,沈茜,等.遗尿报警器治疗特定亚型儿童单一症状遗尿症疗效观察.临床儿科杂志,2015,33(3):223

8. Pereira RF,Silvares EF,Braga PF. Behavioral alarm treatment for nocturnal enuresis. Int Braz J Urol,2010,36(3):332

9. Evans J,Malmsten B,Maddocks A,et al. Randomized comparison of long-term desmopressin and alarm treatment for bedwetting. J Pediatr Urol,2011, 7(1):21

10. Arda E,Cakiroglu B,Thomas DT. Primary Nocturnal Enuresis:A Review. Nephrourol Mon,2016,8(4):e35809

11. Arda E,Cakiroglu B,Thomas DT.Primary Nocturnal Enuresis:A Review. Nephrourol Mon,2016,8(4):e3580

12. Sinha R,Raut S.Management of nocturnal enuresis-myths and facts.World J Nephrol,2016,5(4):328

13. National Clinical Guideline Centre. Nocturnal enuresis:The management of bedwetting in children and young people. London:Royal College of Physicians,2010

14. Neveus T,Eggert P,Evans J,et al.Evaluation of and treatment for monosymptomatic enuresis:a standardization document from the International Children's Continence Society.J Urol,2010,183(2):441

15. Vande Walle J,Rittig S,Bauer S,et al.Practical consensus guidelines for the management of enuresis.Eur J Pediatr,2012,171(6):971

16. National Clinical Guideline Centre. Nocturnal enuresis:The management of bedwetting in children and young people. London:Royal College of Physicians,2010

17. 周蔚然,沈颖,刘小梅.唤醒疗法与去氨加压素治疗儿童原发性遗尿症的非随机对照试验.中国循证儿科杂志,2015,10(2):155

18. Kaneko K. Treatment for nocturnal enuresis:the currentstate in Japan. Pediatr Int,2012,54(1):8

19. 郭维,刘颖,徐虹.排尿日记的发展及其对儿童夜遗尿诊断的重要

性.临床儿科杂志,33(12):1077

20. Bright E,Cotterill N,Drake M,et a1.Developing avalidated urinary diary: phase l.Neurourol Urodyn,2012,31(5):625

21. 中国儿童遗尿疾病管理协作组.中国儿童单症状性夜遗尿疾病管理专家共识.临床儿科杂志,2014,32(10):970

22. Hansen MN,Rittig S,Siggaard C,et al.Intra-individual variability in nighttime urine production and functional bladder capacity estimated by home recordings in patients with nocturnal enuresis.J Urol,2001,166(6): 2452

23. 王庆伟,文建国.儿童夜间遗尿症分类和诊断研究进展.中华小儿外科杂志,2009,30(1):50

第二节 一 线 治 疗

儿童夜遗尿症的一线治疗包括去氨加压素和报警器治疗。

一、去氨加压素

去氨加压素(desmopressin)是目前多个国际儿童夜遗尿症指南中的一线治疗方法,可有效治愈大部分的儿童单症状性夜遗尿。临床医师可根据儿童夜遗尿的具体类型选择适合患儿的治疗方案,并在选择时充分考虑家长和患儿的意愿。

夜间多尿是去氨加压素应用的最佳适应证。夜遗尿儿童出现夜尿多的主要原因之一是夜间抗利尿激素(antidiuretic hormone,ADH)分泌不足。1952 年研究已观察到夜遗尿儿童较之正常儿童存在夜间尿量明显增多的现象。此后发表的多项研究均提示夜遗尿儿童在遗尿日的夜间尿量均明显多于非遗尿日,夜遗尿儿童存在夜尿增多这一观点被反复证实。

夜间抗利尿激素(又称精氨酸血管加压素,AVP)是由下丘脑的室旁核与视上核内神经元细胞合成分泌的,以神经分泌颗粒的形式沿轴突向下移动,存储至垂体后叶,在特殊的神经元细胞和轴突中储存,并释放入血。ADH 主要的生理功能是增加肾远曲小管和集合管上皮细胞对水的通透性,促进水的重吸收,使尿量减少,是维持人体内水平衡调节的重要物质。

ADH 靶蛋白是位于肾脏集合管上皮细胞的水通道蛋白 2 (Aquaporin2,AQP2)。其具体作用机制如图 5-2 所示,ADH 与远曲小管和集合管上皮细胞管周膜上的血管加压素受体 V2 结合后,激活膜内的腺甘酸环化酶,使上皮细胞中 cAMP 的生成增加;cAMP 生成增加激活上皮细胞中的蛋白激酶,蛋白激酶的激活,使位于管腔膜附近的含有水通道的小泡镶嵌在管腔膜上,增加管腔膜上的水通道,从而增加水的通透性。当 ADH 缺乏时,管腔膜上的水通道可在细胞膜的衣被凹陷处集中,后者形成吞饮小泡进入胞浆,称为内移(internalization)。因此,管腔膜上的水通道消失,对水就不通透。这些含水通道的小泡镶嵌在管腔膜或从管腔膜进入细胞内,就可调节管腔内膜对水的通透性。基侧膜则对水可自由通过,因此,水通过管腔膜进入细胞后自由通过基侧膜进入毛细血管而被重吸收。

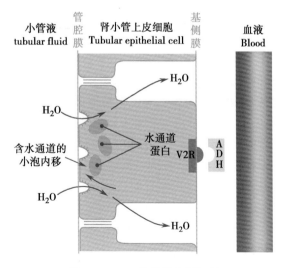

图 5-2 ADH 的分子作用机制

ADH 分泌高峰在生理情况下为夜间 23 点至凌晨 4 点。ADH 昼夜分泌节律异常是导致遗尿发生的重要因素。夜间垂体后叶产生的 ADH 在生理情况下分泌量较多,产生抗利尿作用,减少尿量,如丘脑和垂体发育滞后,ADH 在夜间的分泌量不足,夜间尿量就会增加。研究发现部分遗尿症患儿体内存在夜间脑垂体 ADH 分泌高峰缺失,从而导致远曲小管和集合管对水的重吸收减少,夜间排尿增加。睡前补充人工合成的 ADH 类似物即去氨加压素,可以弥补遗尿症患儿夜间 ADH 的分泌不足。

去氨加压素是一种人工合成的具有高度选择性的天然精氨酸血管加压素类似物,主要作用于 V2 受体。其化学结构式为一种环形九肽,具体见图 5-3,通过对精氨酸加压素的化学结构进行两处改动,即 1- 半胱氨酸作脱氨基处理和以 8-D- 精氨酸取代 8-L- 精氨酸,这些结构改变使得该药的作用持续时间明显延长,且不产生加压的副作用。

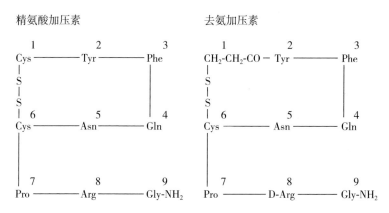

图 5-3 去氨加压素化学结构式

去氨加压素的作用机制主要是通过与肾远曲小管和集合管上皮细胞管周膜上的 V2 受体结合从而激活肾小管内腺苷酸环化酶的活性,增加管腔膜上的水通道及其通透性,从而加强远曲小管和集合管对水的重吸收;同时抑制醛固酮的分泌,减弱肾

小管对 Na^+ 在细胞外液中浓度,使已升高的细胞外液渗透压降至正常,从而减少水的分泌。另外,刺激 V2 受体还可以引起凝血因子(如Ⅷ因子和 von Willebrand 等)水平升高,但发生此类效应需要的去氨加压素剂量远高于诱导抗利尿作用所需的剂量。关于去氨加压素可能产生的作用,有研究者认为,去氨加压素作为一种携带串联信号的中枢神经系统递质作用于中枢神经系统,对夜遗尿儿童存在的发育延迟中枢反射控制机制有着积极的影响;经去氨加压素治疗后部分遗尿症患儿出现夜间自行起床排尿,证明服用去氨加压素后中枢神经系统对膀胱的感受性提高,睡眠中唤醒阈值降低,但该作用的具体机制尚不清楚。

1972 年,去氨加压素首先在丹麦获得批准上市用于治疗中枢性尿崩症(CDI)。1977 年,Dimson 首次将其用于治疗遗尿症并取得了较好的疗效,此后,去氨加压素被进一步证明可有效地治疗儿童原发性夜间遗尿症和成人夜尿症等。

去氨加压素投入临床使用近 40 年,剂型包括滴鼻剂、静脉注射剂和口服制剂,后者包括片剂和口崩片。去氨加压素已经在 100 多个国家获得批准上市。去氨加压素片剂的药代动力学研究表明,口服醋酸去氨加压素的生物利用度在 0.08%~0.16%。血浆达峰浓度约在 1~1.5 小时后出现。去氨加压素不能透过血脑屏障。人体肝微粒体的体外研究显示,去氨加压素可能不在人体肝脏中进行代谢。静脉注射后 24 小时内,尿液中检测到的剂量为给药剂量的 45%。

去氨加压素可适用患者为:

(1)夜间尿量增多但膀胱容量正常的患儿宜使用去氨加压素治疗。

(2)夜间尿量增多且膀胱容量偏小的患儿,宜联合去氨加压素和遗尿报警器治疗。

(3)夜间尿量正常且膀胱容量正常的患儿可给予遗尿警报器或去氨加压素治疗。

若患儿及家长对选择遗尿报警器有抵触,无论患儿为哪一种亚型单症状性夜遗尿,均可首先考虑使用去氨加压素治疗。马骏等研究报道,选取功能性膀胱容量大、夜间首次遗尿发生在清晨 4 时以后、遗尿次数少的患儿使用去氨加压素治疗,可以提高临床疗效。

去氨加压素推荐片剂起始剂量为 0.2mg/d,从小剂量起开始使用,并根据患儿情况及疗效调整剂量,最大剂量 0.6mg/d,片剂在患儿体内的清除和分布与患儿的年龄及体重均无关。建议初始治疗时每 2 周评价 1 次药物的治疗效果,无改善者应重新评估,包括记录排尿日记等。如果仍有夜间多尿,可以增加去氨加压素剂量。若治疗 6~8 周后对疗程不满意,可联合遗尿报警器治疗。去氨加压素疗程一般为 3 个月,治疗 3 个月后评估疗效,以治疗第 3 个月与开始治疗前 1 个月尿床夜数进行比较。

2014 年和 2016 年间国际尿控学会(ICCS)更新了疗效判断标准,进一步强化"完全应答"的概念,一致认为其具体疗效判断标准为:完全应答(full response,FR):尿床夜数减少 100%;部分应答(partial response,PR):尿床夜数减少 50%~99%;无应答(no response,NR):尿床夜数减少 <50%。ICCS 治疗有效停药指征:服用至连续停止尿床 2 个月。患儿达到完全应答后停药并观察,如果停药后夜遗尿复发,则可以再次使用去氨加压素治疗。去氨加压素治疗流程见图 5-4。多个研究建议逐渐减停药物可减少夜遗尿复发的可能,但具体减药方法尚无统一意见。

去氨加压素安全性良好,出现不良反应的概率较小,常见不良反应有头疼、腹痛和恶心。服药期间若不限制饮水则可能引起水潴留 / 低钠血症,有 / 无伴随以下迹象和症状,如头痛、恶心 / 呕吐、血清钠降低、体重增加。更严重者可引起抽搐。多发生于鼻内用药剂型,口服剂型安全性较高。尽管患儿出现低钠血症及水中毒(头痛、恶心和呕吐等)的可能性极低,仍应就此对患儿家庭进行教育,服药期间严格限制晚上睡前摄入的水量,并且避免自行调整药物剂量。2003 年 Wolfish 进行的一项评估儿童长期(最长为 12 个月)服用去氨加压素片剂安全性和

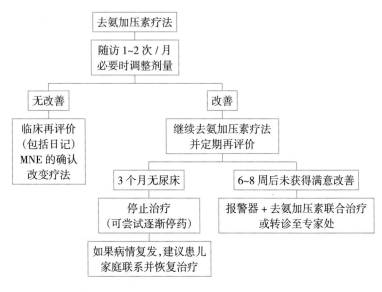

图 5-4 去氨加压素治疗流程

有效性研究显示,256 例患儿中仅有 2 例报道可能为药物相关不良反应,1 例为腹痛,1 例为头痛伴有腹痛。周蔚然等报道使用去氨加压素治疗 30 例原发性遗尿症患儿,2 例出现低钠血症,1 例出现鼻出血,严格限水后复查正常,无高血压及严重不良事件发生。因此,为保证用药安全,推荐家长将患儿晚饭后至睡前液体摄入量控制在 200ml 以内,直至第 2 天清晨。下列情况应当避免使用:罹患有限制液体要求的疾病,如心力衰竭,患儿很难做到遵医嘱限制液体;需服用利尿剂的患者;习惯性或者精神性烦渴症患者;中重度肾功能不全;抗利尿激素分泌异常综合征;低钠血症等。

去氨加压素治疗注意事项包括:

(1) 夜间睡前 1 小时服药,予以少量水送服。

(2) 服药前 1 小时和服药后 8 小时限制饮水,以达到治疗效果并避免药物不良反应。

(3) 若患儿出现发热需要大量补充液体,应暂停使用去氨加压素,以免引起水中毒。如果已经服用,仍需限制饮水。

(4) 必要时监测血压及血钠。

去氨加压素对原发性夜遗尿患儿的治疗起效迅速,多数患儿在治疗的第 1 个月内出现次数明显减少,故国外常将口服去氨加压素作为原发 NE 患儿参加夏令营或留宿他家的应急措施。增加去氨加压素的治疗剂量可提高患儿应答率,H Lottmann 等研究认为 87.6% 的患者需要增加剂量从 0.2mg 至 0.4mg 才能产生应答。短期去氨加压素治疗后复发相对常见。国内外研究显示去氨加压素治疗原发性 NE 复发率为 50%~90%,复发率的高低大致与疗程成反比。随着患者治疗疗程的延长,患者的治愈率(完全应答且不复发)是升高的。对于长期接受去氨加压素治疗的患者,其依从性越好则疗效越好,即结束治疗时的应答率越高。

若患儿使用去氨加压素症状无改善时需重新评估患儿病情,2012 年 ICCS 指南认为,导致去氨加压素无应答的可能的根本原因是实际应诊断为非单症状夜遗尿,然而却被诊断为单症状夜遗尿,部分患儿可能存在膀胱过度活动。当患儿有夜间排尿次数过多、疑似膀胱过度活动时,在排除神经源性膀胱等器质性疾病后可考虑联合使用去氨加压素和抗胆碱药物。当前研究尚不能证实抗利尿激素抵抗机制的存在,因此是否有单症状夜遗尿儿童可能对去氨加压素治疗抵抗尚有很大争议。

非单症状性夜遗尿患儿需要首先治疗夜遗尿的共患病,如先解决便秘 / 大便失禁等,当夜遗尿症状持续存在时,可以遵循单一症状的标准化治疗方案选择去氨加压素或报警器。

儿童夜遗尿是儿童常见疾病,可能危害患儿及家长的生活和心理健康。积极的临床教育和生活方式指导是儿童夜遗尿的治疗基础,个体化的治疗策略是治疗成功的关键。

二、报警器

遗尿报警器(alarm)是国际儿童尿控协会(international

children's continence society, ICCS)推荐的儿童夜遗尿一线治疗手段,证据等级为1级A等,我国和其他许多国家关于治疗儿童遗尿的指南或共识中也都进行了积极的推荐。

遗尿报警器形式多样,已经从最初较为笨重的床垫式发展为目前常用的袖珍便携式,一般是将金属尿湿感应器放在床垫或者患儿的内裤上,患儿夜间睡眠时少许尿湿后即可触发特殊音频报警或者振动报警,促使患儿醒来排尽余尿。治疗初期建议家长在报警器响时协助唤醒患儿,否则有些患儿常会关闭报警器继续入睡,排尿后还需重新设置好报警器以备下次夜间排尿,并且适当整理清洁床单,以后逐渐教会孩子自行使用,这可能需要一段较长的时间。治疗原理是将唤醒的铃声或者震动与膀胱充盈的刺激同时出现,大约经过一段时间的反复训练后,逐渐形成一种稳定的条件反射,患儿可由被最初报警器唤醒逐渐过渡到最后停用报警器而被膀胱充盈的刺激唤醒而自行起床排尿。在这个过程中,核心是报警器的铃声或者震动能够使患儿自行起床排尿,否则治疗不会成功,铃声或者震动的强度本身不是最重要的,而患儿对报警器治疗积极充分的心理准备才至关重要。有报道使用报警器可以一定程度上增大膀胱的储尿量,获得有效治疗后再次记录排尿日记时,可以发现,与治疗前相比,日间最大排尿量(maximum voided volume, MVV)与预期的膀胱容量(expected bladder capacity, EBC)的比值明显升高,其变化有统计学差异,而夜间总尿量(total voided volume overnight, TVV)无明显变化,这提示报警器治疗可以在一定程度上增大膀胱的储尿量。

关于遗尿报警器的适应证,首先所有亚型单症状性遗尿症(monosymptomatic enuresis, MNE)均可选用报警器,也就是说,在记录排尿日记之前,就可以先使用报警器治疗。如果已经有了排尿日记的结果,则治疗的针对性更强,对于小于年龄相应EBC的MNE亚型,各大指南或共识都建议首选报警器治疗,因为这类患儿很可能对去氨加压素药物抵抗。对于尿量过多且膀胱容量偏小的儿童,可以联合使用去氨加压素和报警器治疗。

夜间尿量正常且膀胱容量正常的儿童给予警报器或去氨加压素治疗都可以。在诸多应用报警器治疗未利用排尿日记进行分型 MNE 的研究中，得出的治疗效果并不完全相同，原因主要与不同的研究中纳入患儿的遗尿程度以及不同亚型的比例存在差异有关，因为对于儿童遗尿症，不同的治疗方法相对应的发病机制是不同的，去氨加压素针对的是夜间抗利尿激素分泌不足，抗胆碱药物针对的是功能性膀胱容量减小，而报警器针对的则是睡眠觉醒障碍。去氨加压素和抗胆碱药物治疗时，需要夜间限制饮水，而报警器治疗则无需严格限制饮水，相反需要膀胱充盈以帮助尽快形成条件反射，也就是说，人为地使患儿由夜间遗尿转变为夜间自行起来排尿，在取得初步疗效后，还需要夜间睡前适度饮水以不断强化巩固这种条件反射，以达到完全治愈遗尿症。相比较而言，去氨加压素起效快，但停药后容易复发，且复发快，治疗疗程要长一些，现在提倡逐渐减量，以减少复发。而报警器起效则比较缓慢，但疗效维持时间也较久，复发病例的复发时间相对较晚。有些患儿服用去氨加压素后仍每晚有 1 次夜遗尿，这时联合使用报警器可以起到协同作用。

目前使用的报警器有多种不同的型号，需患儿及家长自行购买性价比高的产品。报警器治疗流程见图 5-5，要求患儿每 2~4 周随访一次，家长有治疗困难或疑问时可以随时通过热线电话或者网络联系医生。随访时需详细记录患儿目前遗尿情况，对治疗效果进行评估，包括患儿当前治疗具体实施情况、遗尿次数及遗尿发生时间、夜间饮水情况、是否有日间症状、是否有与治疗相关的不良反应等。如果患儿单独使用遗尿报警器症状无改善，则需要对患儿病情重新进行评估，同时可以考虑联合应用去氨加压素和遗尿报警器治疗。如果联合治疗仍无好转，需要再次记录排尿日记重新评估患儿病情，并转诊至遗尿专科中心进行诊治。现有的研究表明，不同类型的报警器疗效无差异，也就是说，床垫式报警器和为袖珍便携式报警器都可以使用。报警器治疗效果对不同性别和不同的年龄组也没有差别。报警器治疗儿童夜遗

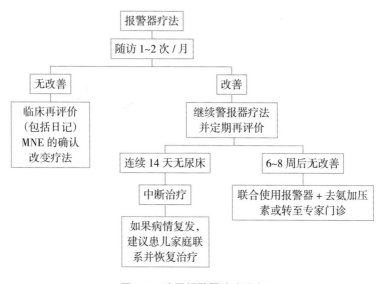

图 5-5　遗尿报警器治疗流程

尿疗效明显优于单纯的膀胱功能训练、定时唤醒以及三环类抗抑郁药物治疗,报警器治疗可以取得与去氨加压素相仿的疗效,如果配合干床训练以及合适的心理治疗,可能疗效更佳。

国外文献报道遗尿报警器治疗有效率可高达 65%~70%,且复发率较低,持续缓解率达 43%,在西方国家使用较为普遍,但应注意到,这样的治疗结果大多是在一些专科中心取得的,是医师、护士、社区工作者以及家庭成员共同努力的结果。近年来,我国上海、北京、广东等地多家儿童遗尿诊疗中心也越来越多地应用报警器治疗儿童 MNE,初步取得了良好效果,并逐渐向全国其他地区推广。

报警器的优点是疗效确切、复发率低、无副作用,缺点是使用遗尿报警器很容易打扰患儿和家长的睡眠,且起效时间往往较长,多需连续使用 8 周或更长时间,需要患儿和家长具有良好依从性,必要时需要结合心理行为治疗,不断地给予患儿及其家庭支持和鼓励。因而要提前告知患儿家庭治疗可能出现的困难,医生应在治疗初期实施监控以解决任何出现的问题,督促坚持治疗。一般来说,如果患儿连续 14 个夜晚不尿床为治疗成功,持续治疗 2~3 个月无效则为治疗失败。使用报警器成功治愈后,如果中断治疗后病情复发,应再次联系医生,在医生指导下再次使用报警器治疗,仍然有效。

在执行力强的家庭中,持续治疗患儿的治愈率高,复发率比较低,但长期治愈率仍小于 50%。常见问题是治疗依从性差和早期中断治疗,鉴于这些原因,报警器疗法可能不适合一些家庭,如果患儿或其家庭不愿意接受报警器疗法,可选用去氨加压素疗法等其他治疗方法。遗尿报警器治疗注意事项包括:①报警器不适合用于有日间症状者,也就是说,不适合用于非单症状性夜遗尿症患儿;②报警器不适合用于家庭关系不和谐的家庭,不良的居住条件和睡眠环境对治疗效果有很大的影响,父母对遗尿的态度也很重要,不重视或者父母采取暴力惩罚手段,都不会取得好的效果,相反,合适的奖励措施对治疗有帮助;③报警器不适合于有精神心理疾病的患儿;④报警器可能不适用于每晚多次遗尿的患儿;⑤内裤或床单浸湿触发警报器时,家长应积极配合协助患儿起床排尿,对提高治疗效果有帮助,对报警器的铃声或者震动完全无应答者,不适合使用遗尿报警器治疗;⑥患儿应每晚使用遗尿报警器,持续治疗 2~3 个月或至患儿连续 14 个夜晚无尿床(无论先达到哪个标准)。

我国有些医师和患儿家长常以闹钟唤醒或人工叫醒作为遗尿报警器的替代方法,但闹钟唤醒或人工叫醒的时间并不能与膀胱充盈同步,不能进一步形成条件反射,目前诸多国际儿童夜遗尿指南中均未作推荐,并且频繁夜间闹钟唤醒或人工叫醒,人为干扰儿童夜间睡眠,睡眠剥夺加重,这样会影响夜间去氨加压素的分泌,理论上对治疗夜遗尿具有反向作用。近年来,如何改善遗尿儿童睡眠质量已经成为一个新的治疗热点,欧洲的一些医疗机构正在进行应用褪黑素改善睡眠来治疗儿童夜遗尿的研究。

(郭 维 吴 伟 夏正坤)

参考文献

1. 中国儿童遗尿疾病管理协作组.中国儿童单症状性夜遗尿疾病管理专家共识.临床儿科杂志,2014,32(10):970

2. Van HC,Evans J,Eggen P,et a1.Predictive parameters of response to desmopressin in primary nocturnal enuresis.J PediatrUrol,2015,11(4):200.e1

3. Poulton EM. Relative nocturnal polyuria as a factor in enuresis.Lancet,1952,8(11):906

4. Tekgul S,Nijman R J,Hoebeke P,et al. Diagnosis and management of urinary incontinence in childhood //Paul Abrams,et al. Incontinence. 4th. Paris:International Consultation on Incontinence,2009:701

5. Peter Agre,Melanie Bonhivers,Mario J Borgnia. The aquaporins,blueprints for cellular plumbing systems.JBiolChem,1998,273(24):14659

6. 邓会英,高岩.原发性夜间遗尿症的治疗.国际儿科学杂志,2013,40(5):501

7. 马骏.遗尿症治疗临床研究.上海:上海第二医科大学出版社,2005

8. Dimson SB. Desmopressin as a treatment for enuresis. Lancet,1977,7(11):1260

9. 马骏,金星明,章依文,等.儿童原发性遗尿症应用去氨加压素疗效的探讨.中国循证儿科杂志,2007,2(5):364

10. Austin PF,Bauer SB,Bower W,et al. The standardization of terminology of lower urinary tract function in children and adolescents:update report from the Standardization Committee of the International Children's Continence Society. J Urol,2014,191(6):1863

11. Austin PF,Bauer SB,Bower W,et al. The Standardization of Terminology of Lower Urinary Tract Function in Children and Adolescents:Update Report From the Standardization Committee of the International Children's Continence Society. Neurourol Urodyn,2016,35(4):471

12. NM Wolfish.The Canadian Enuresis Study and Evaluation—short-and long-term safety and efficacy of an oral desmopressin preparation.Scand J UrolNephrol,2003,37(1):22

13. 周蔚然,沈颖,刘小梅.唤醒疗法与去氨加压素治疗儿童原发性遗尿症

的非随机对照试验.中国循证儿科杂志,2015,10(2):155

14. 许传亮,宋奇翔,方祖军,等.儿童夜间遗尿症诊疗指南.中华泌尿外科杂志,2015,36(11):801

15. National Clinical Guideline Centre. Nocturnal enuresis:The management of bedwetting in children and young people. London:Royal College of Physicians,2010

16. Lottmann H,Baydala L,Eggert P,et al. Long-term desmopressin response in primary nocturnal enuresis:open-label,multinational study.Int J ClinPract, 2009,63(1):35

第三节　抗胆碱能药和抗抑郁药治疗

一直以来原发性遗尿症的治疗都是医疗界棘手的问题,随着研究的不断深入,普遍认为儿童夜遗尿症发病机制主要有以下几个方面:遗传因素、抗利尿激素(ADH)分泌节律失调、睡眠过深、膀胱功能不良、心理因素、中枢神经系统功能成熟延迟等。多年来人们一直在探索治疗疾病行之有效的方法,目前国内常用的治疗手段包括行为治疗、药物治疗、心理疏导、中医药治疗及生物反馈等。遗尿报警器和醋酸去氨加压素是治疗遗尿症的一线手段,当这些治疗效果不佳时,可联合抗胆碱能药物或三环类抗抑郁药物进行治疗,治疗方案多采用二联或三联用药,疗效比较理想,但国内外尚没有统一治疗方案。目前,国外的治疗方案是以醋酸去氨加压素(DDAVP)为主,辅以抗胆碱能药(如奥昔布宁)或三环类抗抑郁药(如丙咪嗪),治愈率可达60%~90%。

一、抗胆碱能药在儿童遗尿症中的应用

(一)传出神经系统

传出神经是向周围组织传递冲动,以支配其功能活动的神经。人体的传出神经系统包括:自主神经系统和运动神经系统。自主神经系统分为交感神经和副交感神经,主要支配心肌、平滑

肌、血管内皮和腺体等效应器的非随意活动。运动神经系统则支配骨骼肌的随意活动。上述两个系统均依赖化学物质进行信息传递。根据传出神经末梢释放的递质不同,可分为以乙酰胆碱为递质的胆碱能神经(cholinergic nerve)和主要以去甲肾上腺素为递质的去甲肾上腺素能神经(noradrenergic nerve)。胆碱能神经主要包括交感神经节前纤维、极少数交感神经节后纤维(支配汗腺分泌和骨骼肌血管舒张)、副交感神经和运动神经。去甲肾上腺素能神经则包括几乎全部交感神经节后纤维。机体的多数器官都接受上述两类神经的双重支配。

(二)乙酰胆碱受体

胆碱能神经以乙酰胆碱(acetylcholine,ACh)为化学递质。能与Ach结合的受体,称为乙酰胆碱受体(acetylcholine receptors),分为毒蕈碱(muscarine,M)型胆碱受体和烟碱(nicotine,N)型胆碱受体。M胆碱受体分布在副交感神经节后纤维所支配的效应器细胞膜上,共分为五种亚型,称为M1、M2、M3、M4和M5。不同组织中存在着不同受体亚型。中枢神经系统(CNS)含有所有已知的M胆碱受体。M2型分布在心肌。M3型分布在腺体、平滑肌和血管内皮。N胆碱受体则分布在神经节(NN受体)和神经肌肉接头(NM受体)。

(三)抗胆碱能药物

抗胆碱能药物(anticholinergic drugs),又称胆碱受体阻断药(cholinoceptor blocking drugs),能与胆碱受体结合,但不产生或极少产生拟胆碱作用,却能妨碍Ach与胆碱受体的作用,从而拮抗其拟胆碱作用。根据其对不同受体的选择性可分为:M受体阻断药和N受体阻断药。

M受体阻断药,又称抗毒蕈碱药物(antimuscarinic drugs),作用广泛,累及腺体细胞、心肌、平滑肌、外周神经节和中枢神经系统的M受体。各器官对之敏感性不相同,随着药物剂量增加可依次出现腺体分泌减少,瞳孔扩大及调节麻痹,心率加快,胃肠道及膀胱平滑肌抑制,大剂量可出现中枢症状。临床上用作制止腺体分泌药、散瞳药、解痉止痛药等。根据其对受体的选择性可分为:非选择性 M 受体阻断药(奥昔布宁、托特罗定)、M1 受体阻断药、M2 受体阻断药、M3 受体阻断药(索利那新)等。

膀胱逼尿肌的 M 受体主要为 M2 和 M3 两种受体亚型。膀胱过度活动症(overactivity of the bladder,OAB)中 M3 受体的表达形式更高。M 受体阻断药是众多 OAB(包括遗尿症)治疗药物中最常用的治疗药物,其治疗机制在于抑制膀胱 M3 型受体,解除膀胱平滑肌痉挛、减少其收缩频率、松弛逼尿肌,从而起到治疗作用。因此,膀胱过度活动症的理想药物应该具有对 M3 受体有良好的拮抗作用且对膀胱逼尿肌有高度选择性,目的是不仅可以缓解临床症状,还可使不良反应降至最低。

M 受体阻断药并非夜间遗尿症的一线用药。当遗尿报警器或醋酸去氨加压素等一线治疗治疗效果不佳时,尤其考虑存在功能性膀胱小容量或夜间逼尿肌过度活动的单症状遗尿症患儿,联合使用 M 受体阻断药治疗常可取得满意的疗效。疗程多为 3 个月,少数需半年甚至 1 年的时间。应注意的是,大多数此类药物具有特异性差的缺点,除了抑制膀胱的胆碱受体外,同时还抑制其他多种组织器官的胆碱能受体,从而导致多种副作用的发生,最常见有口干、眼干、视物模糊、便秘、排尿困难,少见中暑、心动过速、头痛、嗜睡、精神行为改变等。这些不良反应往往会影响患者服药的依从性和耐受性,从而导致治疗的中断。因此,为了用药的安全性和延续性,遗尿症患儿在使用 M 受体阻断药之前,必须严格排除或治疗便秘、膀胱残余尿量增多等异常;用药期间也一定要注意观察患儿的一般情况、排尿排便情况,定期随访并监测评估残余膀胱容量,尤其是第 1 个月应密切关注患者残余尿量的变化以降低急性尿潴留的风险,以便及时调整治疗方案。

1. 奥昔布宁(oxybutinin) 又称尿多灵,从上市至今已有 30 多年治疗 OAB 的历史,在托特罗定上市之前一直作为治疗 OAB 的主要药物,是新的治疗方法用来比较的对象。奥昔布宁为非选择性 M 胆碱受体拮抗剂,但它对 M1、M3 受体的亲和力分别是对 M2 亲和力的 7 倍和 10 倍,因此,奥昔布宁最主要的特点是可以作用于泌尿生殖道平滑肌,解除膀胱平滑肌痉挛,放松逼尿肌,减少膀胱的不自主收缩,起到增加膀胱容量、增加每次排尿量和增加两次排尿间隔时间的作用,适用于膀胱过度活跃、尿频、尿急、神经源性尿失禁、自发性逼尿肌不稳定和夜遗尿患者,是目前遗尿症治疗中应用最广泛的胆碱受体阻断剂,也是唯一被美国 FDA 批准可用于儿童遗尿症的药物,是合并有不稳定膀胱遗尿症的首选药物。本品通常用药几日后即可见效,用药 4~6 周后可使膀胱容量增加 160%,症状得到控制。但因本品的作用特异性较差,在阻断膀胱内 M 受体的同时,也阻碍了泪腺、腮腺、肠道内消化腺等 M 受体的功能发挥,故不良反应的发生率较高,容易产生眼部及口腔干涩、大便干结或便秘等不良反应。奥昔布宁对腮腺 M 受体的亲和力要强于对膀胱 M 受体的亲和力,也就是说它对唾液分泌的影响要大于对逼尿肌收缩的影响,因而口干是其应用过程中的主要不良事件。奥昔布宁连续服药 5 天以上,患儿均会抱怨口干难忍,要不断大量饮水,从而造成排尿次数增加,疗效不佳。为了克服服用本品后所产生的耐受性及顺应性问题,其经历了从速释制剂、缓释制剂、透皮贴剂到透皮凝胶的发展历程。奥昔布宁在儿童中不良反应的发生率是成人的 4 倍,其中以速释制剂不良反应发生率最高(口干发生率为 17%~97%,便秘发生率为 5%~50%,视物模糊发生率为 3%~24%),而其他剂型的耐受性相对较好。调整剂量可以使副作用明显减轻。参考现有的研究报道,奥昔布宁的使用方法大概可归纳为两大类:①起始剂量为:5~8 岁者 2.5mg/d,9~14 岁者 5mg/d,每晚 1 次,睡前给药,根据病情适当加量,年龄较大者可增加至 10mg/d,达到有效剂量后持续治疗 3 个月逐步减量、停药,随访 3 个月;②奥昔布宁 0.1~0.3mg/(kg·d),每晚 1 次,睡前给药,从小剂量开始,根据病情逐渐适当加量,达到有效剂量后持续治疗 3 个月,后用 1~2 个月阶梯式缓慢减停,最大量不超过 0.4mg/（kg·d）。疗效评价标准：遗尿次数减少 >90% 为治愈；遗尿次数减少 50%~90% 为有效；遗尿次数减少 <50% 或增多为无效；停药 3 个月后遗尿次数增多，由治愈变为有效或由有效变为无效，计做复发。钟琼在一项 148 例儿童单症状性夜遗尿药物治疗的研究中证实，在醋酸去氨加压素减少夜间尿量的基础上，联合应用奥昔布宁增加膀胱容量及减少不自主的膀胱收缩，可使患儿的症状更明显、更快得到改善，两药联用疗效好，且复发率低，值得在临床上推广。目前，国内亦有多篇文献得出相似的结论，尤其是对中重度儿童夜遗尿症患儿，两药联用使用方便，效果好。为了药物治疗取得更好的疗效，建议在药物治疗的同时辅以干床训练，涵盖饮食及生活调整、膀胱训练、唤醒治疗、心理行为疏导等方面。具体包括：①避免晚餐中摄入过多糖盐浓度高的食物，晚上 8 点以后少喝或不喝水，睡前排空膀胱；②日间增加饮水量，使膀胱保持充盈状态的同时尽量减少排尿次数，延长排尿间隔时间 >2 小时，以扩大膀胱容量，排尿过程中间断性排尿，以加强膀胱括约肌对排尿的控制能力；③掌握患儿遗尿的时间规律，利用遗尿报警器或闹钟等在患儿尚未尿床前将患儿唤醒使其自主排尿，反复训练，使患儿能在遗尿前自觉醒来；④心理辅导，家长和患儿均应对遗尿现象有正确的认识，不应指责患儿，增加患儿的心理压力。

2. 托特罗定（tolterodine）是新一代具有高度选择性的 M 受体拮抗剂，主要特点是对膀胱有较强的选择性，对膀胱 M 受体的选择性明显强于对唾液腺的选择性，动物实验显示托特罗定腮腺中的药物浓度只有奥昔布宁的 1/8，其对膀胱收缩的抑制约为对唾液分泌抑制的 20 倍。临床上用于治疗由膀胱过度活动引起的尿频、尿急和急迫性尿失禁，疗效与奥昔布宁相当，耐受性却明显优于奥昔布宁。国外的一项临床研究中，安慰剂、托特罗定和奥昔布宁的不良反应总报告率分别为 78%、75% 和 93%，口干的发生率分别为 16%、40% 和 78%，严重口干发生率分别为 2.5%、4% 和 29%。国内的多项研究亦有相似的结论，托特罗定组和奥昔布宁组患者不良反应发生率分别为 65.7% 和 86.6%,其中口干的发生率分别为 53.7% 和 86.6%;而两组的疗效比较无统计学差异。托特罗定近年来已被广泛应用于成人尿失禁和 OAB 的治疗,其安全性、有效性和有效剂量已有较多的研究和报道。目前美国 FDA 尚未批准托特罗定用于儿童,可试用于对奥昔布宁依从性差者。儿童的应用是 Goessl 等在 2000 年首先报道。在小儿 OAB 的药物治疗中,托特罗定和奥昔布宁疗效相似,但托特罗定具有更好的安全性。目前托特罗定在小儿遗尿症治疗的起始剂量、维持剂量以及疗程尚无统一意见。Hjalmas 等的研究表明,成人每次 2mg、每天 2 次,相当于 5~10 岁儿童的每次 1mg、每天 2 次。宫小勇等研究推荐儿童托特罗定的使用剂量为:每次 1mg,每天 2 次,连用 2 个月;后剂量减半,改为每次 1mg,每天 1 次,用 1 个月;总疗程共 3 月,具有良好的疗效和安全性,值得临床推广。而蒋颖颖等的研究推荐:托特罗定饭后口服,每天 2 次,体重≤20kg 者每次 1mg,体重 20~30kg 者每次 1.5mg,体重 ≥30kg 者每次 2mg,疗程共 3 个月。

3. 索利那新(solifenacin) 是新型高度选择性 M3 受体拮抗剂,对膀胱的选择性高于奥昔布宁、托特罗定对唾液的选择性,能有效解除膀胱痉挛,对于各种原因所致的 OAB 均有效。理论上索利那新具有更强的疗效和更少的全身不良反应,被誉为超选择性 M3 受体拮抗剂,而临床研究结果却并未得出同样的结论。一项共纳入 8 个研究、总样本量约 822 例的评价索利那新和托特罗定对照治疗 OAB 疗效及安全性的 Meta 分析发现,索利那新和托特罗定在改善 OAB 24 小时尿急次数、24 小时尿失禁次数及 24 小时夜尿次数方面差异无统计学意义,但索利那新在改善 24 小时排尿次数及每次尿量方面优于托特罗定;不良反应与托特罗定相比,索利那新口干发生率低于 50%,而在便秘、视物模糊及消化不良方面,二者差异无统计学意义。另一项共纳入 7 个随机对照试验,919 例索利那新治疗、541 例托特罗定速释型治疗、345 例托特罗定缓释型治疗 OAB 的荟萃分析结果显示,在评价24小时尿急次数、24小时急迫性尿失禁、24小时排尿次数、平均每次尿量等疗效及对比口干、便秘等不良反应方面,与托特罗定速释型相比,索利那新的疗效更优、口干发生率较低而便秘发生率较高;与托特罗定缓释型相比,两者的疗效及不良反应均相当。索利那新目前尚未批准用于儿童,但已有研究表明,对于不能耐受奥昔布宁或托特罗定的患儿,索利那新有更好的疗效和耐受性。成人的索利那新使用剂量为,每次5mg,每天1次,疗程4周。一项138例难治性遗尿症儿童的回顾性研究中表明,5mg索利那新的应用可获得85%的有效率,因不良反应而中断治疗的比例只有6.5%。目前,一项关于索利那新的多中心、前瞻性临床研究正在进行中,相信不久的将来,索利那新的儿童应用剂量将有据可循。

二、抗抑郁药在儿童遗尿症中的应用

(一) 抗抑郁症药

抗抑郁症药是主要用于治疗情绪低落、抑郁消极的一类药物。临床目前使用的抗抑郁症药物包括三环类抗抑郁药(抑制NA、5-HT再摄取的药物)、NA再摄取抑制剂、5-HT再摄取抑制药和其他抗抑郁药。这些药物大多以单胺学说作为抑郁症发病机制并在此基础上建立动物模型研发获得的,所以在药理作用、临床应用和不良反应等方面具有许多相似之处。就不良反应而论,因增加5-HT和阻断α受体而影响睡眠和血压,因阻断M受体引起口干、视力模糊、便秘、排尿困难等副作用,NA增加和M受体的阻断可致心律失常,中枢和外周自主神经功能的失衡也会诱发惊厥、性功能障碍和摄食、体重的改变等。

(二) 三环类抗抑郁药

由于这些药物结构中都有2个苯环和1个杂环,故统称为三环类抗抑郁症药(tricyclic antidepressants,TCAs)。在作用机制上,TCAs属于非选择性单胺摄取抑制剂,主要抑制NA和5-HT的再摄取,从而增加突出间隙这两种递质的浓度以发挥抗抑郁作用。另外,大多数 TCAs 具有抗胆碱能作用,20 世纪 60 年代开始运用于儿童夜遗尿症的治疗。TCAs 治疗遗尿症的作用机制还不完全清楚,但与其抗抑郁作用关系不大,因在治疗儿童夜遗尿症时,其血药浓度仅为抗抑郁治疗时浓度的 1/4~1/3,故其作用机制可能与阻断 M 胆碱受体,降低逼尿肌活动,增加功能性膀胱容量有关;可能与抑制快速动眼睡眠,促进睡眠觉醒有关;也可能与刺激抗利尿激素分泌,降低夜间尿量有关。既往 TCAs 为治疗遗尿症的常用药物,但因其副作用大且具有多种严重副反应,如低血压、肝损害、中枢神经抑制、药物过量中毒等,最严重的不良反应为心脏毒性,现临床已不推荐常规使用,目前仅在醋酸去氨加压素、遗尿警报、抗胆碱能药物均无效的重型遗尿或因遗尿而有严重情绪沮丧的大龄患儿,才考虑使用 TCAs,其剂量必须严格控制在安全范围内。与安慰剂相比,TCAs 能够将尿床次数降低至小于 1 次 / 周、对遗尿症治疗有效,但停药复发与安慰剂组无差别。目前,用于治疗儿童遗尿症的 TCAs 有丙咪嗪、阿米替林等。

1. 丙咪嗪(imipramine)　对膀胱具有抗胆碱能作用,使膀胱容量扩大,并可抑制大脑皮层,使患儿容易惊醒而起床排尿,曾经是治疗遗尿症的主要药物,但因为其严重的副反应,目前不推荐该药常规应用于遗尿症。Glazener 等通过荟萃分析示 TCAs 与安慰组比较明显减少了夜间尿床频率,约 20% 的患儿在治疗时完全不尿床,但停药后复发率高,追踪观察结果并不优越于安慰剂和基础发病率;但因为丙咪嗪起效快,药物便宜,因此作者认为在确实需要时可选用丙咪嗪,但要关注其潜在的不良反应,特别是心脏毒性等。Neve'us 等的一个小型前瞻双盲研究,25 例对遗尿警报器和 DDAVP 治疗耐受的难治性 MNE 患儿中,随机双盲应用安慰剂、托特罗定、丙咪嗪治疗,丙咪嗪明显优于安慰剂和托特罗定,但其不良反应常见。Gepertz 等报道,曾接受遗尿警报器、DDAVP、抗胆碱能药治疗后不成功的 49 例顽固性遗尿患儿改用丙咪嗪治疗,结果 31 例(64.6%)遗尿频率至少下降 50%,其中 22 例不再遗尿,提示顽固性难治性遗尿可选用丙咪嗪。但因丙咪嗪副作用较多,包括心脏毒性、DNA 损害、恶心、多汗、发胖、情绪低落、偶发肌痉挛等,其中最危险的并发症是心脏毒性,可出现晕厥、心悸、心律失常甚至猝死,常规治疗剂量也可能发生,故必须在有经验的儿童精神病医师指导下使用,并加强对患儿的宣教和监测,排除长 Q-T 综合征,用药期间常规行心电图检查,以防止发生心脏损害。患儿睡前服用丙咪嗪,<7 岁者丙咪嗪为 12.5mg,>7 岁者丙咪嗪为 12.5~25mg,均每日 1 次,睡前 1~2 小时口服;反应良好者服药 1 周可见效。在使用过程中,个别患儿有睡眠不安、胃肠道不适、情绪不稳等不良反应,一般 1~2 周可自行消失,不须处理。因此类药物停药后遗尿可复发,所以见效后应该服药巩固一段时间,逐渐减量直至停药,又因其有一定的不良反应,故服药疗程以不超过 8 周为宜。

2. 阿米替林(amitriptyline) 是临床上常用的三环类抗抑郁药,其药理学特性及临床应用与丙咪嗪极为相似,与后者相比,阿米替林对 5-HT 再摄取的抑制作用明显强于对 NA 再摄取的抑制,镇静作用和抗胆碱作用也较强。阿米替林的抗胆碱能作用能降低膀胱平滑肌的兴奋性,促进膀胱的贮尿功能,从而减轻与 OAB 发病相关的尿流动力学异常(如尿道括约肌和膀胱逼尿肌的协同失调)。阿米替林 7~10 岁患儿 8.0~12.5mg,每晚 1 次;10~14 岁患儿 12.5~25.0mg,每晚 1 次;持续治疗 3 个月后,用 1~2 个月阶梯式缓慢减量。

3. 瑞波西丁(reboxetine) 鉴于丙咪嗪有心脏骤停等严重并发症风险,瑞波西丁被报道为一种非心脏损害的抗抑郁药物。Neveus 等应用瑞波西丁治疗顽固性遗尿症,4~8mg 睡前服用,治疗 4 周后 59% 的患者完全干床,且未发现明显心脏损害。Lundmark 等采用抗抑郁药瑞波西汀治疗 DDAVP、抗胆碱能药、遗尿警报治疗抵抗的 61 例难治性遗尿患儿,结果尽管 21 例患儿要联合 DDAVP 治疗,但 32 例患儿完全起效,18 例患儿无反应,24 例患儿有情绪波动、梦魇等不良反应,但无心脏毒性等严重并发症;作者认为,相对于有心脏骤停等严重并发症风险的丙咪嗪来说,瑞波西汀是治疗难治性遗尿的相对安全和有效的替代选择。虽然目前对瑞波西汀疗效尚需更多随机对照研究,但初期研究已表明其对顽固性遗尿症有良好疗效。

(黄玉萍　李善文　甘卫华)

参考文献

1. 许传亮,宋奇翔,方祖军,等.儿童夜间遗尿症诊治指南.中华泌尿外科杂志,2014,36(11):801

2. Michal M,Katarzyna K,Aleksandra Z. The management of childhood urinary incontinence. Pediatr Nephrol,2015,30:41

3. 唐达星,孙革.托特罗定与颠茄合剂治疗小儿逼尿肌过度活跃症疗效比较.中华小儿外科杂志,2007,28(7):389

4. 王雪,周斌,王浩,等.盐酸奥昔布宁制剂品种开发.世界临床药物,2014,35(1):54

5. 黄逸辉,王辉阳,于力.去氨加压素联合奥昔布宁治疗原发性遗尿症疗效观察.中国现代药物应用,2015,9(16):123

6. 刘亚兰,文飞球,周克英.重型遗尿症 977 例药物治疗分析.中国实用儿科杂志,2008,23(7):531

7. 钟琼.醋酸去氨加压素联合奥昔布宁治疗儿童单症状性夜遗尿疗效观察.中国临床新医学,2016,9(11):978

8. 黄逸辉,王辉阳,于力.去氨加压素(弥凝)联合奥昔布宁治疗小儿遗尿症 15 例临床观察.国际儿科学杂志,2015,42(6):710

9. Nilvebrant L,Hallen B,Larsson G. Tolterodine-a new bladder selective muscarinic receptor antagonist:preclinical pharmacological and clinical data. Life Sci,1997,60(13-14):1129

10. 冯学香.治疗膀胱过度活动症的新药托特罗定.药学进展,2001,25(1):52

11. Appell RA. Clinical efficacy and safety of tolterodine in the treatment of overactive bladder:a pooled analysis. Urology,1997,50(6A Suppl):90

12. 马其生.新型抗胆碱能药物托特罗定治疗膀胱过度活动症的研究.吉林医学,2014,35(3):515

13. Goessl C, Sauter T, Michael T, et al. Efficacy and tolerability of tolterodine in children with detrusor hyperreflexia. Urology, 2000, 55 (3): 414

14. 邓永继, 马耿, 郭云飞, 等. 托特罗定和奥昔布宁治疗原发性儿童膀胱过度活动症的疗效和安全性比较. 中国当代儿科杂志, 2011, 13 (1): 26

15. Hjalmas K, Hellstrom AL, Mogren K, et al. The overactive bladder in children: a potential future indication for tolterodine. BJU Int, 2001, 87 (6): 569

16. 宫小勇, 杜红, 薛亚辉, 等. 小剂量托特罗定治疗小儿遗尿症的临床疗效. 现代泌尿外科杂志, 2013, 18 (3): 265

17. 蒋颖颖, 徐玲, 周江瑾, 等. 托特罗定叠加槐杞黄颗粒和心理行为干预治疗晨尿渗透浓度正常的原发性遗尿症患儿的随机平行对照研究. 中国循证儿科杂志, 2014, 9 (3): 177

18. 任瑞民, 成建军, 杨光华, 等. 索利那新和托特罗定治疗膀胱过度活动症的疗效及安全性的 Meta 分析. 中国药物与临床, 2015, 15 (7): 912

19. 刘秉乾, 李沛寰, 李建华, 等. 索利那新与托特罗定治疗膀胱过度活动症效果及安全性的荟萃分析. 中华医学杂志, 2014, 94 (30): 2350

20. Gepertz S, Neveus T. Impramine for therapy resistant enuresis: A retrospective evaluation. J Urol, 2004, 171 (6 Pt 2): 2607

21. Tomasi PA, Siracusano S, Monni AM, et al. Decreased nocturnal urinary antidiuretic hormone excretion in enuresis is increased by imipramine. BJU Int, 2001, 88 (9): 932

22. 中国儿童遗尿疾病管理协作组. 中国儿童单症状性夜遗尿疾病管理专家共识. 临床儿科杂志, 2014, 32 (10): 970

23. Caldwell PH, Deshpande AV, Von GA. Management of nocturnal enuresis. BMJ, 2013, 29: 347

24. Neveus T, Eggert P, Evans J, et al. Evaluation of and treatment for monosymptomatic enuresis: a standardization document from the International Children's Continence Society. J Urol, 2010, 183 (2): 441

25. Glazener CM, Evans JH, Peto RE. Tricyclic and related drugs for nocturnal enuresis in children. Cochrane Database Syst Rev, 2003, (3): CD002117

26. Neveus T, Tullus K. Toterodine and imipramine in refractory enuresis: a randomized, double-blind, placebo-controlled cross-over study. Pediatr Nephrol, 2007, 23 (2): 263

27. 邓会英,高岩.原发性夜间遗尿症的治疗进展.国际儿科学杂志,2013,40(5):501

28. 孙海荣,段志恒.丙咪嗪加小剂量阿托品治疗小儿遗尿症 96 例疗效观察.中国社区医师临床专业,2010,12(22):127

29. Neveus T. Reboxetine in therapy-resistant enuresis:results and pathogenetic implications. Scand J Urol Nephrol,2006,40(1):31

30. Lundmark E,Neveus T. Reboxetine in therapy-resistant enuresis:a retrospective evaluation. Scand J Urol Nephrol,2009,43(5):365

第四节　中医治疗

一、概述

遗尿,历代中医文献中又称为"遗溺"、"遗尿"、"尿失禁"。实际宋代以前尿失禁、遗尿病名与现代有一定的区别。遗溺病名最早见于中医古籍《黄帝内经·灵枢》云:"三焦……入络膀胱,约下焦,膀胱不利为癃,不约为遗溺。遗溺则补之,闭癃则泻之。"这里所指的遗溺,包括遗尿症。至宋代,成无极《三因极一病证方论·遗尿失禁证治》有云:"故有小涩而遗,有失禁而出不自知。"宋代杨士瀛在《仁斋直指方·小儿附遗方论·大小便诸证》明确提出遗尿与尿床的区别及中医病机:"小便,津液之余也。肾主水,膀胱为津液之府,肾与膀胱俱虚,而冷气乘之,故不能约制。其水出而不禁,谓之遗尿。睡里自出,谓之尿床。此皆肾与膀胱俱虚夹冷所致也。"由此可见,古代文献中的遗溺、遗尿指的是昼夜皆遗的尿失禁,也包括睡中自遗的遗尿,尿床则专指当今的所谓遗尿症,即夜遗尿。

本病的辨证重在辨别其寒热虚实与脏腑部位。虚寒者多,实热者少;肺脾肾不足者多,肝经湿热者少。遗尿中医俗称尿床,一般认为等同于现代医学中的儿童原发性单纯性夜遗尿症,部分继发性遗尿症也可参考本文中医辨证治疗。

二、病因病机

中医认为排尿的控制与肾和膀胱的气化功能正常与否有关,同时与肺脾的宣发转输和肝的疏泄也有一定的关系。小儿遗尿的病因有虚实寒热之分,位有肾、心、脾、肺之分。肾虚不固、下元虚冷,不能约束小便是临床最常见的中医病机;亦有上焦肺虚、中焦脾弱而成肺脾两虚,气虚不固,小便自遗。除虚证外,也有实证和虚实夹杂者。如因热所致者常由肝经郁热或肾经虚火所致膀胱失约。

1. 下元虚寒　小儿先天不足,或后天失调,致肾气不足,下元虚寒,不能温养膀胱,膀胱气化功能失调,闭藏失职,发为遗尿。

2. 肺脾气虚　肺主一身之气,为水之上源,有通调水道,下输膀胱的功能。脾主运化,性喜燥恶湿而治水。若素体虚弱,或大病久病之后,肺气虚弱,治节不行,气虚下陷,决渎失司,膀胱不约;脾气虚弱,运化失职,上不能输布津液,下不能制约膀胱;上虚不能治下,下虚不能上承,致使无权约束水道,则小便自遗。

3. 心肾失交　心藏神,肾藏志。小儿脏腑幼稚,功能未成熟,夜眠较深,易致心肾失交,水火失济,故致夜梦纷纭,膀胱充盈时亦欲醒而不能,或深睡不醒,致小便自遗。

4. 肝经湿热　肝主疏泻,调畅气机,通利三焦,疏通水道。若肝经湿热郁结,热郁化火,迫注膀胱而致遗尿。

三、辨证要领

小儿遗尿证辨证重在辨别寒热虚实与脏腑病位。一般虚寒者多,实热者少,肺脾肾不足者多,肝经湿热者少。寒证多虚,热证多实。一般虚寒多责之肺脾肾,湿热则多责之于肝。

虚寒者病程长,体质弱,每夜必遗,或一夜数遗,舌质多淡,苔薄或水滑,或舌体胖嫩,或伴见小便清长,形寒肢冷;而肺脾气虚者多伴见神疲乏力,气短懒言,食欲不振,大便溏薄,甚至反复感冒,生长迟缓。实证者多病程短,体质尚壮实,常见尿量不多,色黄味臊,舌红,苔黄,脉弦或滑,可伴见性情急躁,睡眠不宁,夜间呓语,大便干结等。

四、治疗原则

临床中医治疗小儿遗尿的主要原则是固涩止遗为主。根据虚则补之,寒则温之,实则泻之,热则清之的原则进行。下元虚寒者,治以温肾固涩;肺脾气虚者,治以益气固胞;心肾不交者,治以清心宁神,交通心肾;肝经湿热者,治以清利疏泄。

五、治疗方法

小儿遗尿中医主要是采用除药物内服,包括辨证施治、遣方施药,遗尿经验方加减及中成药应用。中医外治法如针灸、推拿、穴位敷贴等也应用颇广。

（一）中医内治法

1. 辨证论治

［下元虚寒证］

［证候］ 频繁夜间遗尿,甚至一夜数遗,伴有尿量多、小便清长、腰酸、膝软,面色少华,神疲倦怠,畏寒肢冷,舌淡,苔白滑,脉沉无力。

［治法］ 固本培元,缩泉止遗。

［主方］ 桑螵蛸散(《本草衍义》)合缩泉丸(《校注妇人良方》)加减。

［药味］ 桑螵蛸、覆盆子、益智仁、乌药、菟丝子、山药、远志、石菖蒲、人参、茯神、当归、龙骨、龟甲(醋炙)。

［肺脾气虚证］

［证候］ 夜间遗尿为主,可伴有白天尿频、尿量多、小便清,大便溏薄,面色少华,面色萎黄,纳呆,神疲倦怠,少气懒言,自汗、动则多汗,舌淡,舌淡红,苔薄白,脉弱,脉缓。

〔治法〕 补肺健脾,固摄止遗。

〔主方〕 补中益气汤(《脾胃论》)合缩泉丸(《校注妇人良方》)。

〔药味〕 黄芪、白术、陈皮、升麻、柴胡、党参、当归、菟丝子、覆盆子、山药、益智仁、炙甘草。

〔肝经湿热证〕

〔证候〕 遗尿,伴有尿量少、小便黄,大便干结,面色、目睛红赤,口渴多饮,夜卧不安,夜间磨牙,性情急躁,舌红,苔黄腻,脉滑数。

〔治法〕 清肝利湿,开窍止遗。

〔主方〕 龙胆泻肝汤(《兰室秘藏》)加减。

〔药味〕 龙胆、柴胡、黄芩、栀子、泽泻、甘草、知母、黄柏、车前子、牡丹皮、石菖蒲、鸡内金。

〔心肾不交证〕

〔证候〕 夜间遗尿,寐不安宁,多梦,呓语,易哭易惊,或伴有五心烦热,形体较瘦,多动少静,夜寐难醒,记忆力差,夜间多汗,舌红,苔少,脉沉细数。

〔治法〕 清心滋肾,安神止遗。

〔主方〕 导赤散(《小儿药证直诀》)合交泰丸(《韩氏医通》)加减。

〔药味〕 地黄、竹叶、通草、黄连、肉桂、五味子、牡丹皮、山茱萸、龙骨、牡蛎、益智仁、桑螵蛸、白芍、龟甲。

2. 经验方加减

(1) 尿床饮:益智仁、龙骨各10g,山药、萆薢、茯神、远志、石菖蒲、党参各7.5g,莲子2.5g。水煎服,5岁以上小儿每日1剂,用于心肾不交型夜遗尿。

(2) 清心止遗散:人工牛黄4g,川贝母8g,石菖蒲、益智仁各10g,黄郁金、覆盆子各30g,焙桑螵蛸20g。共研细末,和匀,瓶收盖紧。5岁小儿,每次2.5g,开水调,空腹服,每日2~3次。用于虚实夹杂、心肾不交型遗尿症。

（3）醒神止遗散：覆盆子、益智仁、肉苁蓉、茯苓、炒苍术、黄郁金各 30g,制半夏 20g,五味子、陈胆星、石菖蒲、炙远志各 15g,莲心 10g。为散剂。5 岁小儿每服 2~4g,5 岁以上小儿每次 4~6g,每日 2 次。用于肾气不足,心火旺盛型夜遗尿。

（4）遗尿合剂：菟丝子、党参各 12g,补骨脂、乌梅各 9g,黄芪、桑螵蛸、石菖蒲各 15g,炙麻黄 15g,200ml/ 瓶,用法:<6 岁,每次 10ml,每天 2 次;≥6 岁者,每次 20ml,每天 2 次,3 个月为1 个疗程。补肾固摄为主,益气醒脑,用于肾气不足型遗尿症。

（5）小儿遗尿颗粒：益智仁、麻黄、肉桂、菟丝子、鸡内金、白果,5~7 岁,每次 5g,每天 2 次;7~14 岁,每次 5g,每天 3 次,连服 28 天。用于肾气不足型小儿遗尿。

3. 常用中成药治疗

（1）醒脾养儿颗粒（一点红、毛大丁草、山栀茶、蜘蛛香等）:每袋 2g。建议用法:3~6 岁,一次 2 袋（4 克）,一日 3 次;7~14 岁一次 3~4 袋（6~8 克）,一日 2 次。用于小儿脾肾两虚证遗尿。

（2）健脾止遗片（鸡肠、鸡内金等）服法:5~9 岁每次 8 片,10 岁以上每次 12 篇,1 日 2 次,早晚服用,15 日一个疗程。功效:健脾和胃、缩泉止遗,用于治疗肾虚脾胃不和的小儿遗尿症。

（二）中医外治法

1. 针法治疗

（1）体针:关元、肾俞、足三里为主穴。温补下元配中极、膀胱俞、太溪,针用补法。益气配气海、太渊、三阴交,针用补法。清利湿热配太冲、行间、阳陵泉,针用泻法,常配头针,以百会为主穴,可起到醒脑调神,升阳举陷,加强对膀胱的约束之功等功效。

（2）耳穴:取皮质下、神门、内分泌、膀胱、肾,微针浅刺;或取王不留行籽,用剪成小方块橡皮膏黏贴在穴位上,每日压 3~5次,每穴 1~2 分钟,每 3 日 1 次,两耳交替,4 周 1 个疗程。心肾不交加心、膀胱、三焦、耳中穴;肺脾肾虚取耳中、肺、脾等。

（3）特定穴位:针刺夜尿点（掌面小指横纹中点处）。每次留针 15 分钟,隔天 1 次,7 天为 1 疗程。

（4）穴位注射：取 654-2 稀释液针刺双侧三阴交、关元，直刺进针，提插至穴位有酸麻胀感时，将药液快速注入，每穴 1ml，每日 3 次，疗程 2~3 周。

2. 灸法治疗

（1）取穴：关元、中极、足三里、肾俞、三阴交；下元虚寒证可配命门、太溪；肺脾气虚证配肺俞、脾俞；心肾不交配心俞、肾俞，肝经湿热证一般不采用灸法治疗。

（2）操作方法：艾条温和灸，使患儿局部皮肤有温热感而无灼痛为宜，每穴灸 3~5 分钟，每日或隔日一次。

3. 推拿治疗

（1）推揉丹田 200 次，摩腹 20 分钟，揉龟尾 30 次（较大儿童可用擦法）。横擦肾俞、命门、八髎，以热为度。下元虚寒加推三关，揉外劳宫；肺脾气虚加补脾经、补肺经、推三关；肝经湿热加清肝经，清心经；心肾不交加清心经，清小肠经，各 200 次。

（2）补脾土、肾水各 800 次，推气关 300 次，揉百会 50 次，每日下午进行，7 日为 1 疗程。

（3）捏脊疗法：从长强穴开始沿督脉两侧由下向上捏到大椎穴处为 1 遍，捏 12 遍，第 7 遍开始用"捏三提一"法，重点提捏膀胱俞、肾俞处。捏完后用拇指沿督脉的命门至大椎和两侧膀胱经从膀胱俞至肝俞各直推 100 次，然后在命门、膀胱俞、肾俞处各揉按约 1 分钟。每日治疗 1 次。

4. 敷贴治疗

（1）取丁香 1 份、肉桂 2 份、益智仁 4 份、覆盆子 4 份，共研细末，过 200 目筛后装瓶备用。每次取 3g 药粉，以黄酒按一定比例调和制成药饼，药饼直径为 2cm，厚 0.5cm，置于医用胶贴上，敷于脐部，每晚 1 次，次晨除去。

（2）外敷神阙穴治疗，中药组方为五味子、桑螵蛸、补骨脂各 40g。将药物研成粉末，用纱布覆盖制成敷贴，使用时用姜汁调匀，每次 1 贴，用辅料外敷脐部，晨起取下。每晚 1 次，连用 7 日，停 2 日，30 日为 1 个疗程，共 3 个疗程。用于各个证型。

5. 外治法治疗小儿遗尿症选穴规律　通过大数据挖掘的方法,发现 69 个小儿遗尿症针灸推拿等外治处方中,在常用的小儿推拿针灸穴位依次为:肾俞、脊柱、三阴交、八髎、百会、关元、膀胱俞、中极、丹田、肾经、脾俞、脾经、足三里、命门、气海。

（俞　建）

参考文献

1. 张奇文,朱锦善.实用中医儿科学.北京:中国中医药出版社,2016
2. 中华中医药学会.中医儿科常见病诊疗指南.北京:中国中医药出版社,2012
3. 江育仁,朱锦善.现代中医儿科学.上海:上海中医药大学出版社,2005
4. 江育仁,张奇文.实用中医儿科学.第 2 版.上海:上海科学技术出版社,2005
5. 胡思源,马融,刘小凡,等.小儿遗尿颗粒与盐酸甲氯芬酯对照治疗肾气不足型小儿遗尿症Ⅲ期临床试验.中国临床药理学与治疗学,2008,13(1):107
6. 时毓民.遗尿症的病因病机研究及治验.中国中西医结合杂志,2003,23(10):792
7. 王杰,全薛蓉,王艳国.基于数据挖掘探析推拿治疗小儿遗尿症选穴规律.中华中医药杂志,2015,30(12):4434
8. 吴焕淦,刘慧荣,施茵,等.灸法学.上海:上海科学技术出版社,2016
9. 刘明军,金贵.小儿推拿学.第 2 版.北京:中国中医药出版社,2016

第五节　生物反馈治疗

原发性遗尿症的治疗方法包括药物治疗、遗尿报警器以及膀胱功能训练等。对于尿流动力学检查提示合并膀胱过度活动或者逼尿肌括约肌协同失调的患儿治疗上可以加用生物反馈治疗。

生物反馈治疗的原理是利用生物本身的神经反馈机制,采用专门的设备,采集自身生理活动的信息加以处理放大,使之可听、可视、可控,通过人们熟悉的视觉、听觉信号,让患者根据观察到的自身活动信息并做出调整,从而达到减轻或者消除疾病的目的。

生物反馈治疗兴起于 20 世纪 60 年代,Miller 证明自主神经系统控制的内脏和腺体可由人的意志控制,奠定了生物反馈治疗的基础。1979 年首先应用于治疗排尿期外括约肌不能松弛的患儿,取得了一定疗效。其治疗的理念是帮助患儿感知和理解逼尿肌收缩和盆底肌放松。患儿在排尿的同时,观察自己的尿流曲线,就会知道自己的排尿情况。这样可以帮助患儿理解主动地收缩、放松盆底肌肉会产生什么效果。

生物反馈治疗主要适用于合并膀胱功能异常的儿童夜遗尿症儿童,尤其是逼尿肌括约肌协同失调。对于合并膀胱过度活动的儿童夜遗尿症儿童,可以采用骶神经电刺激联合盆底生物反馈治疗。Pfister 等采用生物反馈治疗 15 名难治性逼尿肌括约肌收缩不协调的患儿,结果不协调均消失。该治疗需要患儿的理解和配合,因此没有明显的年龄限制,取决于患儿的成熟程度和理解力。

经颅磁刺激(transcranial Magnetic Stimulation,TMS)技术是一种利用脉冲磁场作用于中枢神经系统(主要是大脑),改变皮层神经细胞的膜电位,使之产生感应电流,影响神经电活动,从而引起系列生理生化反应的磁刺激技术。有研究发现磁刺激有助于排尿功能障碍的功能恢复,不产生疼痛又无需在肛门或膀胱放置电极,比传统的电刺激方法更有效和安全。Bycroft 等对 $T_{6~12}$ 脊髓完全性损伤者骶 2~4 神经根进行高频磁刺激,刺激过程中利用尿流动力学观察发现,单个或间断刺激都不能显著增加膀胱内压,部分逼尿肌亢进的患者在停止刺激后出现膀胱收缩,提示磁刺激可抑制逼尿肌收缩。

Sheriff 等观察了磁刺激骶 2~4 神经根对 $T_{6~12}$ 脊髓完全性损伤合并逼尿肌反射亢进的影响,尿动力学检查发现逼尿肌压力下降,逼尿肌收缩减少,患者能耐受治疗。作者认为磁刺激可能刺激了分布在括约肌和盆底肌群的骶神经分支,持续地抑制了逼尿肌过度反射。Yamanishi 等对磁刺激和电刺激抑制逼尿肌过度活跃的治疗效果进行比较,发现所有患者初尿意和最大充盈时膀胱容量均增加,但磁刺激组最大充盈的膀胱容量增加的程度大于电刺激组,其中 3 例患者逼尿肌过度活跃消失,电刺激组没有,进而推测在抑制逼尿肌过度活跃方面,磁刺激可能比电刺激更有效。因此,对于合并逼尿肌过度活跃的儿童夜遗尿症患儿也可以考虑 TMS 联合盆底生物反馈治疗。

一、生物反馈治疗模式

包括膀胱生物反馈训练、排尿生物反馈治疗及交互式电脑游戏生物反馈。

1. 膀胱生物反馈训练 患儿在会阴消毒后,将双腔测压导尿管插入其膀胱内,人为充盈膀胱,灌注速度按每分钟正常同龄儿童膀胱容量的10%计算,灌注介质为0.9%的生理盐水。在膀胱充盈过程中,与双腔测压尿管接通的三通管将显示逼尿肌收缩情况和压力变化。当出现无意识的膀胱收缩时,嘱患儿收缩盆底肌,通过激活会阴延髓逼尿肌反射弧,从而抑制逼尿肌收缩。当患儿产生强烈尿意时,让患儿自然排尿,在排尿过程中测量尿流率,并记录肌电图来显示排尿过程中患儿肌肉收缩的情况。通过反复训练,使患儿学会如何收缩和放松盆底肌肉。

2. 排尿生物反馈治疗 嘱患儿取仰卧位,在会阴 3 点和 9 点处贴表面电极,让患儿自然排尿,在排尿过程中测量尿流,并记录肌电图来显示排尿过程中患儿肌肉收缩的情况,结束后记录残余尿,尿流率结合肌电图作为生物反馈工具。使患儿学会如何在排尿时有意识地控制盆底肌和尿道括约肌,最后达到排尿时有正常的尿流和平静的肌电图。

3. 交互式电脑游戏生物反馈 由于插入导尿管属于侵入性操作,实施有一定困难。采用表面电极的方式也因枯燥的重复训练而难以坚持。因此有部分治疗中心采用了交互式电脑游戏生物反馈。该疗法是将生物反馈治疗过程中的训练程序编辑成游戏,让患儿参与,比如孩子们在屏幕上可以看到一只毛毛虫,一条鱼或一架飞机,告诉他们想象他们是这些生物或者物体,然后通过适当的肌肉收缩与放松努力避免碰到出现的任何障碍。这种方式具有一定的趣味性和吸引力,患儿容易接受。这样的治疗通常需要一台专门的生物反馈治疗仪,另外还需要一名专业技师对整个治疗过程进行指导、监督和评估。

二、治疗频率及疗程

生物反馈是一种学习性的治疗方法,适当的治疗频率及疗程也较重要。一般来说总疗程 3 个月左右,第一个月每周训练 1 次,后两个月每 2 周训练一次,每次 1 小时。训练结束后要求患儿每天进行至少一次的尽可能长时间的憋尿。

评估生物反馈治疗的指标主要包括临床症状的改善、尿动力学的改变、残余尿的减少或消失。

评估儿童夜遗尿症患儿治疗是否有效最直接最重要的指标是临床症状遗尿的频率,对于非单一症状性夜遗尿的还应该随访白天尿频、尿急或者尿失禁的症状是否改善。根据国际儿童尿控协会的定义:2 周内遗尿频率减少在 90% 以上为治愈,遗尿频率减少在 90% 以下但在 50% 以上为改善,遗尿频率减少小于 50% 为无效。完成这些评估可以通过记录排尿日记来完成。

尿流动力学的改变,可以观察患儿经过治疗后尿流曲线是否恢复正常,最大尿流率及膀胱容量是否有所提高。

因为合并膀胱功能异常的患儿中有相当一部分有残余尿,而经过有效的生物反馈治疗后残余尿可减少或者消失,因此残余尿的变化也可以用来作为检测生物反馈治疗的一个指标。

生物反馈治疗在儿童夜遗尿症患儿的治疗中是一项无创

性技术,加上现在多采用交互式电脑游戏的形式,无痛苦及趣味性的结合使其能更好地被患儿所接受。但其治疗效果受到患儿及家长的依从性、治疗动机、治疗过程中感兴趣的程度、患儿的成熟与理解能力、功能性膀胱容量及其便秘等多因素影响。对于去氨加压素治疗依赖或者抵抗的儿童夜遗尿症患儿,或者药物副作用明显不能耐受的患儿,或者联合药物及遗尿报警器治疗无效的患儿,生物反馈治疗也是一种可以选择的方法。而且随着该技术的不断完善,相信其可能成为治疗儿童夜遗尿症的有力措施之一。

（吴玉斌）

参考文献

1. Vande Walle J, Soren Rittig, Stuart Bauer, et al. Practical consensus guidelines for the management of enuresis. Eur J Pediatr, 2012, 171:971

2. Pfister C, Dacher JN, Gaucher S, et al. The usefulness of a minimal urodynamic evaluation and pelvic floor biofeedback in children with chronic voiding dysfunction. BJU Int, 1999, 84(9):1054

3. Bycroft JA, Craggs MD, Sheriff M, et al. Does magnetic stimulation of sacral nerve roots cause contraction or suppression of the bladder? Neurourol Urodyn, 2004, 23(3):241

4. Sheriff MK, Shah PJ, Fowler C, et al. Neuromodulation of detrusor hyper-reflexia by functional magnetic stimulation of the sacral roots. Br J Urol, 1996, 78(1):39

5. Yamanishi T, Kaga K, Fuse M, et al. Neuromodulation for the Treatment of Lower Urinary Tract Symptoms. Low Urin Tract Symptoms. 2015, 7(3):121

6. 赵海,林涛,李旭良,等. 生物反馈和行为疗法治疗儿童原发性遗尿症的对比. 中华小儿外科杂志, 2013, 34(8):595

7. 汪庆玲,徐虹. 生物反馈治疗在原发性遗尿症患儿中的应用. 国际儿科学杂志, 2006, 33(5):335

8. Eyüp Burak Sancak, Alpaslan Akbaş, Ömer Kurt, et al. The effectiveness of biofeedback therapy in children with monosymptomatic enuresis resistant to desmopressin treatment. Turk J Urol, 2016, 42(4):278

第六节　心　理　治　疗

在 20 世纪初,对遗尿症的治疗几乎完全由心理学主导,认为遗尿是潜在的情感障碍、无意识的冲突和(或)神经症导致的。目前研究清楚地表明,遗尿症和功能性膀胱容量不足、睡眠觉醒障碍和(或)抗利尿激素分泌异常等因素混合在一起,构成了主要的致病因素。这些证据的发现说明心理因素在遗尿症的发病中已不占主要地位,但是心理学依然为遗尿症的治疗做出了巨大的贡献。

一、精神心理相关的共患病

根据国际儿童尿控协会(ICCS)的相关文件。20%~30%的遗尿症儿童至少符合 DSM-Ⅳ 和 ICD-10 中一项精神障碍的诊断标准,是非遗尿症儿童的 2~3 倍。遗尿症儿童共患的心理行为障碍主要有注意缺陷多动障碍(attention-deficit and hyperactivity disorder,ADHD)、对立违抗障碍(oppositional defiant disorder,ODD)、抽动障碍(tic disorder,TD)、情绪障碍(emotional disorder)和孤独症谱系障碍(autism spectrum disorder,ASD)等。

(一)注意缺陷多动障碍

注意缺陷多动障碍是一种注意障碍、混乱和(或)多动 - 冲动受到一定水平的损害的神经发育障碍。表现为注意缺陷和混乱导致不能坚持做事、心不在焉和丢三落四,达到与年龄或发育水平不相符的程度;多动 - 冲动导致活动过度、坐立不安、坐不住、侵入他人的活动和不能等待,这些症状就年龄或发育水平来说是过度的。ADHD 是遗尿症最常见的共患病,在一项学校的流行病学调查中:遗尿症儿童共患 ADHD 的比率为 9.6%,而非遗尿症儿童患 ADHD 的比率为 3.4%。而在一项对临床环境和社区环境进行的调查发现,在三级护理环境中,遗尿症和 ADHD

的共病率是 28.3%,而在社区环境中共病率是 10.3%。并且,在一项 2 年的随访中发现,72.5 的遗尿症儿童持续表现出 ADHD 症状;而在 4 年的随访中,仍有 64% 的儿童满足 ADHD 的诊断,说明 ADHD 具有持续的稳定性。

(二) 对立违抗障碍

对立违抗障碍是指一组以对权威人物的抗拒、挑衅、公然违抗、敌对等行为为典型特征的障碍,它会表现出愤怒、易激惹的心境;容易与成人争吵、公然违抗他人;报复心重等症状。ODD 是遗尿症儿童次常见的共患病,在一项流行病学调查中:遗尿症儿童共患 ODD 的比率为 8.2%。而在欧洲的一项针对学前儿童的大规模调查中,遗尿症儿童共患 ODD 的比率为 9.7%。

(三) 抽动障碍

抽动障碍是一种儿童时期发病的慢性神经发育障碍。它的特点为突然、快速、反复、无规律的运动或发声抽动。抽动障碍分为运动性抽动和发声性抽动,常见的运动性抽动包括眨眼、挤眉、摇头、点头、伸脖、耸肩等,重者可呈多样姿态或怪样丑态,如冲动性触摸人或物、跺脚、触电样全身耸动或反复出现一系列连续无意义的动作;而发声性抽动则是因为累及呼吸肌、咽喉肌、口腔肌等所产生声音,多表现为清嗓、干咳、吸鼻等,也可表现复杂性发声,如重复言语或说无意义的语言,极少数的儿童出现秽语,并可重复刻板地出现同一秽语。在一项调查中,遗尿症儿童共患慢性抽动障碍的比例为 12%。而在另一项调查中,使用耶鲁综合抽动严重程度量表分别对 200 名原发单症状的遗尿症患儿和正常儿童进行了一项心理评估,遗尿症患儿抽动症的检出率为 52%,显著高于正常儿童 25.5%。

(四) 情绪障碍

遗尿症儿童常见的情绪障碍主要包括焦虑和抑郁。遗尿患儿的焦虑常表现为持久、过度、难以控制的广泛性焦虑和持续过度的害怕与依恋对象分离的分离焦虑,并常出现躯体症状,包

括坐立不安、容易疲乏、易激惹、肌肉紧张以及经常做噩梦、睡眠
紊乱等。遗尿症患儿的抑郁常表现为悲伤、空虚、内疚、兴趣减
退、经常哭泣、体重减轻、失眠或睡眠过多等。遗尿症患儿体验
到的高压力,导致这些症状。遗尿的症状给患儿造成了较低的
生活质量。在一个大样本的研究中,36.7% 的患儿认为遗尿对
他们的生活造成了困扰。在一项调查中,遗尿症儿童共患广泛
性焦虑障碍的比例为 9.3%,分离焦虑障碍的比例为 6.6%。在
多项研究中,遗尿症儿童焦虑、抑郁等情绪障碍的得分显著高于
正常儿童。

（五）孤独症谱系障碍

孤独症谱系障碍是一组神经发育障碍性疾病,其核心症状
为 3 岁前即出现社交障碍;言语发育落后;重复、刻板行为和兴
趣狭窄。社交障碍表现为呼名无反应、缺乏眼神交流,与同龄儿
童比较缺乏应有的同伴关系,以及不能体会他人的情感;语言障
碍表现在口语发育延迟或完全不会说话,或即使有足够的言语
表达但不能与他人正常交流,或刻板地重复一些言语及不清晰
的自言自语;重复刻板的行为和兴趣狭窄表现为,如喜欢转圈、
开关灯等。在一项流行病学调查中:孤独症谱系障碍儿童共患
遗尿症的比率约为 30%。

二、精神心理相关共患病的评估

精神心理共患病的诊断需要心理精神专科医生做出,但遗
尿症儿童通常首先就诊于泌尿肾脏科或遗尿专科,因此筛查和
发现精神心理共患问题的责任需要由首诊医生承担。在 10~15
分钟的门诊咨询设置中,门诊医生可以通过询问相关的问题,
了解是否存在精神心理共患问题,如:遗尿对孩子有什么影响
吗? 孩子情绪好吗? 上课注意力集中吗? 孩子其他方面有什么
问题吗? 如果回答肯定,可以转介精神心理专科医生进一步评
估诊断。门诊也可以使用一些简短的筛查量表,对遗尿症患儿
的精神心理问题进行筛查,如儿科症状检查表(PSC)、遗尿症儿

童心理问题简明筛查表(SSIPPE)等。

儿科症状检查表是由父母评定的问卷,共有 PSC-35 及 PSC-17 两个版本,前者共 35 条目,后者为 17 条目,分为"没有"、"有时"、"经常"三级评分,各评为 0、1、2 分。PSC-35 总分超过 22 分为阳性,PSC-17 总分超过 14 分为阳性,评定结果分为外向问题、内向问题和注意力问题三个因子,划界分分别为 6 分、4 分、6 分。超过划界分即为筛查阳性,需要转介到心理科进行进一步的评估。遗尿症儿童心理问题简明筛查表是由 13 个问题组成的二级评分父母问卷,超过 2 项肯定回答即为阳性,但该问卷尚未经过汉语标化,应用受到限制。

在心理科评估期间,心理科医生将先使用更为全面的标准化问卷,常用儿童行为检核量表(child behavior checklist, CBCL)。CBCL 测量 1.5~18 岁儿童的情感、社交和行为问题。该问卷可以由父母、教师或孩子(如果年龄大于 11 岁)来填写。如果 CBCL 的分数已经在临床异常范围内,那就需要做更全面的心理评估。如果 CBCL 没有揭露相关的行为问题,那么遗尿症可以无需进一步的评估,只需专注于遗尿症的治疗。

全面心理评估的目的是按照 DSM-5 或者 ICD-10 的分类系统,确定儿童是否有一个明确的诊断。评估主要根据患者和家庭的情况,采用个体化的方式,包括详细的病史采集、观察和探索儿童和家庭的功能、精神状态检查、智商和其他形式的心理测验。评估结果完成后,与患儿和家长讨论。如有需要,可建议进行心理治疗,评估流程见图 5-6。

三、精神心理相关共患病的治疗

(一)家庭干预疗法

家庭干预疗法(family intervention therapy)是运用多种认知和行为治疗手段对家庭主要成员或家庭整体实施系统干预的心理治疗方法。目前,基于家庭系统的心理干预主要有两部分:

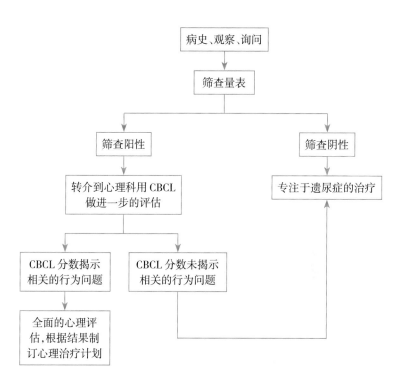

图 5-6　遗尿症儿童共患精神心理症状的评估流程图

1. 家长培训　包括两方面：

（1）心理教育：即疾病相关知识讲解，通过传授家长疾病的基本知识，改变家长的一些不合理观念。

（2）行为父母训练：是通过训练患儿的父母掌握行为矫正的基本技术，通过父母来训练矫正患儿的行为。

2. 家庭治疗　是在心理治疗室通过治疗师与家庭成员间的面谈用以改变患儿家庭的基本治疗技术，特别适合于家庭中有明显应激与冲突的儿童。治疗前对家庭功能和父母管理儿童中所承担的责任进行评价，包括父母联盟，儿童的问题行为，父母管理儿童问题行为的方法，解决问题的策略哪些有效、哪些无效，家庭的优势与劣势，隐藏在行为问题后的情绪冲突，父母对行为问题的看法,可能有用的特殊策略,及家庭角色、问题解决技巧和交流方式等。

(二) 认知行为疗法

认知行为疗法(cognitive behavioral treatment,CBT)是把认知情绪疗法和行为矫正疗法相结合的心理干预方法。在实际操作中,认知的改变就是运用自我指导、自我监督、自我强化、自我评估、问题解决和认知重建等方法。自我监督和自我强化是指儿童监督和评价自己的学习与社会交往行为,然后根据这些评价进行自我奖赏。在程序实行中教会儿童怎样观察和记录自己的行为,怎样评价自己的行为,并决定是否得到奖赏。自我监控和自我奖赏能使完成任务时的不良行为减少,坚持在任务上的行为增加,以纠正患儿不合理信念,并教之以改善行为的技能和策略;行为的改变就是运用操作性条件反射原理,通过强化及惩罚等相关技术控制行为事件发生的环境因素,以增加或减少目标行为出现的频率。

(三) 社交技能训练

社交技能训练(social skill training)主要用来帮助儿童提高社交技能和降低与同伴交往的困难。在干预方法实施中,采用模拟、排练、矫正反馈等行为治疗技术,教儿童进入社交、交谈、控制愤怒和解决冲突的技巧。社交技能训练,通常包括认知和行为两个方面的训练。行为成分,是指外显的能客观地被观察到的行为动作;认知成分,是指调控社交行为动作的内隐的观念。社交技能行为成分训练的基本思路是,通过实施某种正强化来提高良好社交行为的发生率,同时通过消退或惩罚来减少不良社交行为的发生;社交技能认知成分训练的基本思路是使目标儿童形成并相信相应的观点并予以践行,即做任何事情之前应该先想一想,这样会使自己的社会交往更顺利、更有效。

(四) 支持性心理治疗

支持性心理治疗(supportive psychotherapy)是指医护人员运用语言、表情、行为向来访者施加积极的心理影响的方法。

包括：

（1）倾听患儿宣泄，宣泄即允许患儿把压抑的情绪尽可能无顾忌无保留地流露出来。

（2）向患儿解释疾病的变化、不适症状及一些可能会给患儿带来不适的检查、操作和治疗。消除患儿的不安全感，缓解由此带来的焦虑、疑虑和恐惧。

（3）鼓励，包括满足患儿的自尊，称赞他们聪明、勇敢，是小朋友们学习的榜样；当患儿犹豫不决时，鼓励患儿采取行动。

（4）保证，如患儿担心住院会遭父母遗弃、担心疾病会引起残疾或死亡等，这时治疗人员可以在向患儿解释的基础上用坚定的语调对患儿进行保证，不会发生他们所担心的后果，消除他们的疑虑。

（5）安慰，当患儿出现分离性焦虑、恐惧时陪伴患儿，允许患儿哭泣，除了言语上的安慰外，还可通过拥抱、抚摸来给患儿提供支持。

（五）感觉统合训练

感觉统合训练（sensory integration training，SIT）就是为存在感觉统合失调的儿童提供一种感觉输入的控制，特别是从负责身体平衡、方向和速度的内耳前庭系统、肌肉关节和皮肤等处输入的感觉，使儿童能够统合这些感觉，促进神经功能的发展，并做出适应性反应，从而达到治疗的目的。感觉统合疗法实际上是一种游戏治疗，它将感觉统合失调的儿童用"游戏"的方式加以组织，让他们置身于形式多样的游戏活动中，在轻松和快乐的游戏中改善症状。

（六）生物反馈治疗

生物反馈技术治疗情绪障碍的原理在于通过训练降低唤醒水平。最常用的包括肌电反馈减轻肌肉紧张度；皮温反馈减轻血管紧张度；脑电生物反馈通过增加焦虑患者脑电波活动，增加 theta 脑电波活动，减轻精神紧张。年幼儿童对治疗理解与自我调节有困难，需配合游戏或音乐疗法进行练习。

（七）沙盘游戏疗法

沙盘游戏疗法主要是使用沙、沙盘以及有关人或物的缩微模型来进行心理治疗的一种方法。沙盘游戏作为一种治疗工具甚至一种沟通工具，符合儿童的特点，且易被儿童接受。对于儿童而言，沙盘游戏是一种自然的表达形式，通过摆放微模具和塑造沙盘边框内的沙子，建立一个与个体内在状态相对应的世界，并在治疗师的引导下进行充分的自我表达和探索，从而获得的成长和发展。

（八）教育训练

教育训练强调个别化教育训练，即根据患儿的具体情况制订出适合于患儿的个别化教育计划或方案，然后按照计划或方案对患儿进行教育训练。

（1）正性强化法：是在一种行为之后继之于强化，即奖励，来增加患儿这种行为的出现频率，从而逐渐建立起目标行为的方法。

（2）链锁法：链锁法是帮助患儿学习新技能时常用的一种方法。该方法是把目标为分解为许多小的步骤，训练患儿学会每一个小的步骤，从而掌握整个目标行为的方法。

（3）塑形法：首先是帮助患儿掌握与目标行为有关或接近的一个行为。待该行为掌握较好后，再帮助患儿掌握另一个与目标行为更近的一个行为，直到患儿逐渐学会目标行为。

（九）精神药物治疗

诊断明确的精神障碍，非药物治疗无效或效果不满意的前提下，可以采用药物治疗。如共患中重度注意缺陷多动障碍，可以服用中枢兴奋剂或托莫西丁；共患情绪障碍可以服用抗焦虑药物或抗抑郁药物；共患抽动障碍，常用非典型抗精神病药。

四、案例分析

男，8岁，三年级。因每天尿床就诊遗尿门诊，诊断：原发性遗尿症。问诊发现该患儿同时有注意力不集中、作业拖拉，建议患儿同时就诊心理科。

患儿经心理科评估,CBCL 测试结果提示多动、违纪、攻击性得分高于常模。心理门诊访谈,发现该患儿自幼儿园开始上课不能专心,上学后不能遵守纪律,上课小动作多,招惹同学,丢三落四,作业磨蹭,每天要到做到很晚,亲子关系紧张,患儿常和父母对着干,撒谎抵赖,每天夜间尿床。父母对患儿负面关注多,认为患儿不爱学习,偷懒,不求上进,每天都是先讲道理,后打骂,但均不奏效。患儿学习成绩从一年级中等,落到成绩倒数。父母自身情绪焦虑,恨铁不成钢,相互埋怨指责对方的教育方式。韦氏智力测试:FIQ 91、VIQ 96、PIQ 88,注意力测试,存在明显注意力不集中。

心理科诊断:遗尿伴注意缺陷多动障碍(ADHD),对立违抗障碍。

处理:患儿在遗尿门诊持续治疗遗尿,同时接受心理治疗。父母参加 ADHD 家长培训,学习积极的教育方式和行为管理策略;系统家庭治疗,父母和患儿共同参与,促进父母间和亲子间相互理解,改善沟通方式,增强家庭功能;患儿接受行为管理小组训练,学习如何管理时间和自我管理。3 个月后,患儿遗尿明显好转,基本保持干床,亲子关系改善,作业完成速度较前进步,但上课仍旧容易分心,影响听课效果,家长和心理医生讨论后决定增加药物治疗,患儿服用专注达 18mg,每天一次。1 个月后随访,患儿上课专注力明显改善,作业可以独立完成,保持干床,父母情绪不再焦虑,父母反映患儿能听从父母指令,家庭氛围好,患儿成绩有所提高。根据医嘱,患儿需持续服药,监测不良反应,常规随访。

(高鸿云)

参考文献

1. Von GA, Baeyens D, Van HE, et al. Psychological and psychiatric issues in urinary and fecal incontinence. J Urol, 2011, 185(4):1432

2. Gontard AV, Moritz AM, Thome-Granz S, et al. Association of Attention Deficit and Elimination Disorders at School Entry: A Population Based Study. Journal of Urology, 2011, 186(5): 2027

3. Baeyens D, Roeyers HL, Pieters F, et al. The prevalence of ADHD in children with enuresis: comparison between a tertiary and non-tertiary care sample. Acta Paediatrica, 2006, 95(3): 347

4. Baeyens D, Roeyers H, Demeyere I, et al. Attention-deficit/hyperactivity disorder(ADHD)as a risk factor for persistent nocturnal enuresis in children: a two-year follow-up study. Acta Paediatrica, 2005, 94(11): 1619

5. Gontard AV, Niemczyk J, Thomé-Granz S, et al. Incontinence and parent-reported oppositional defiant disorder symptoms in young children—a population-based study. Pediatric Nephrology, 2015, 30(7): 1147

6. Niemczyk J, Equit M, Braunbither K, et al. Prevalence of incontinence, attention deficit/hyperactivity disorder and oppositional defiant disorder in preschool children. European Child & Adolescent Psychiatry, 2015, 24(7): 837

7. Amiri S, Shafiee-Kandjani AR, Naghinezhad R, et al. Comorbid Psychiatric Disorders in Children and Adolescents with Nocturnal Enuresis. Urology journal, 2017, 14(1): 2968

8. Gulisano M, Domini C, Capelli M, et al. Importance of neuropsychiatric evaluation in children with primary monosymptomatic enuresis. Journal of pediatric urology, 2017, 13(1): 36. e1

9. Bachmann C, Lehr D, Janhsen E, et al. Health related quality of life of a tertiary referral center population with urinary incontinence using the DCGM-10 questionnaire. Journal of Urology, 2009, 182(2): 2000

10. Coppola G, Costantini A, Gaita M, et al. Psychological correlates of enuresis: a case-control study on an Italian sample. Pediatric Nephrology, 2011, 26(10): 1829

11. Amiri S, Shafiee-Kandjani AR, Naghinezhad R, et al. Comorbid Psychiatric Disorders in Children and Adolescents with Nocturnal Enuresis. Urology journal, 2017, 14(1): 2968

12. Von GA, Pirrung M, Niemczyk J, et al. Incontinence in children with autism spectrum disorder. Journal of Pediatric Urology, 2015, 11(5): 264.e1

13. 张劲松,许积德,李丰."心理社会问题筛查——儿科症状检查表"在住院患儿中的应用.临床儿科杂志,2002,20(4):230

14. Van Hoecke E,Baeyens D,Bossche HV,et al. Early detection of psychological problems in a population of children with enuresis:construction and validation of the Short Screening Instrument for Psychological Problems in Enuresis. The Journal of urology,2007,178(6):2611

第六章

其他遗尿症相关疾病

　　有多种疾病状态可以导致或加重儿童夜遗尿症表现,因此在做出夜遗尿诊断之前,应该注意排除,首先要全面的采集病史,要详细询问患儿白天是否有漏尿以及漏尿频度,是否有尿频(指每日排尿次数不少于 8 次)或排尿延迟(指每日排尿次数少于 3 次);询问患儿是否有突然和急迫的想要排尿,并演示性观察是否有排尿急迫现象;询问患儿是否需要按压腹部以促进排尿,即需要压迫腹肌以促进排尿,是否有排尿间断,或者一次接一次的数次排尿;上述症状均提示存在膀胱功能障碍,如果合并日间漏尿及膀胱功能障碍则属于非单症状性夜遗尿症(non-monosymptomatic enuresis,NMNE)。日间症状应在治疗遗尿症之前治疗,因为膀胱功能障碍可能导致去氨加压素和报警器治疗效果不佳。NMNE 患者必须转诊到相应的专科中心,该类患儿的病因复杂,对于他们的治疗往往具有争议,并且因为鲜有循证医学治疗指导,很可能存在治疗抵抗,并且许多建议的疗法需要超出适应证的药物治疗,本章主要对该类疾病进行简要介绍。便秘和心理疾病是遗尿症重要的合并症因素,合并这些症状经常会增加治疗难度,导致治疗抵抗,本书前面的部分已经分别做出论述。既往史方面要仔细询问是患儿否有泌尿道感染病史,是否有肾脏泌尿系统畸形和神经系统畸形表现。体格检查时需进行详细的体格检查,以排除潜在解剖学或神经学异常。同时也要进行必要的辅助检查,检查尿常规,可以初步排除儿童潜在的尿路感染、肾脏、泌尿系统先天疾病、糖尿病和尿崩症等。B超检查安全无创,通过检查双肾、膀胱、输尿管,可以初步排除泌尿系统先天畸形,协助了解膀胱状态和功能。对伴有下肢及腰骶部疼痛、肛门周围感觉障碍、大便失禁、下肢活动障碍及畸形者,可考虑进行腰骶部磁共振检查,以排除脊髓栓系综合征,该病需神经外科施行脊髓栓系松解术治疗。

一、膀胱过度活动症

国际尿控协会于 2002 年将膀胱过度活动症(overactive bladder,OAB)定义为一种以尿急症状为特征的征候群,可伴或不伴有急迫性尿失禁。通常表现为强烈的排尿意愿,常需要下蹲通过外源性闭合尿道以控制排尿(即文森特屈膝礼),表现为儿童突然停止活动,脚尖站立,双腿用力交叉或采取蹲位,脚后跟顶着会阴部。OAB 常发生于日间,也可以出现在夜间,合并或者加重夜遗尿。

OAB 的病因是多因素的,发病机制尚不明确。目前推测可能的发病机制主要有:①膀胱感觉功能异常:膀胱感觉的传入神经纤维信号过强,在较小的膀胱容量下出现强烈的排尿欲望,导致急迫性尿失禁;②中枢神经系统病变:排尿中枢位于脑桥,脑桥上神经在排尿反射中对排尿中枢的抑制起着非常重要的调节作用,此处的病变可导致对排尿反射的抑制减弱,导致逼尿肌反射亢进;③膀胱运动神经病变:在排尿反射中,排尿中枢下达的指令可通过运动神经兴奋产生逼尿肌收缩,比如糖尿病等可引起的周围神经病变,理论上应以逼尿肌无反射为主,然而也有逼尿肌反射亢进的报道,推测可能与其病灶多发性有关;④逼尿肌病变:逼尿肌性质的改变会导致肌细胞兴奋性提高和细胞间的电交联,使得整个膀胱发生不随意的收缩。

OAB 是由一系列相关疾病组成的临床征候群,因此可按照多种方法进行分类。可以按照有无明确病因分类,无明确病因,病程半年以上者称为特发性膀胱过度活动,有明确病因者称为继发性膀胱过度活动。也可以按照发病机制分类,分为膀胱感觉过敏、非神经源性病因所致的逼尿肌不稳定和神经源性病因所致的逼尿肌反射亢进。

OAB 的治疗是建立在正确的临床诊断基础之上的,主要包括首选治疗和可选治疗。在对患者进行治疗前,首先要与患者进行充分沟通,建立合适的期望值。

1. 首选治疗　包括行为疗法和药物治疗,二者联合应用治疗效果更好。

(1) 行为疗法:主要包括膀胱功能训练、盆底肌功能锻炼等。膀胱功能训练有利于加强排尿控制和增大膀胱容量。可督促患儿白天尽量多饮水,并通过转移注意力的方法尽量延长 2 次排尿的间隔时间,使膀胱扩张。训练患儿适当憋尿以提高膀胱控制力,当患儿排尿时鼓励时断时续排尿,然后再把尿排尽,以提高膀胱括约肌的控制能力。盆底肌功能锻炼则是患者主动通过反复进行盆底肌肉群的收缩和舒张,增强盆底肌肉,增加尿道阻力,对抗逼尿肌的非抑制性收缩,从而减少尿失禁的发生。

生物反馈治疗是针对膀胱功能紊乱的一种行为治疗方法。它借助置于直肠内的电子生物反馈治疗仪,监视盆底肌肉的肌电活动,同时也可监测腹部肌肉活动和逼尿肌活动,将这些肌肉活动的信息转化为听觉和视觉信号反馈给患者,以指导患者进行正确、有效的盆底肌肉锻炼。治疗时使用生物反馈治疗仪器,采用电脑游戏的形式对患儿进行治疗。通常每周训练 2 次,每次持续 30 分钟,1 个疗程训练 8 次,治疗期间叮嘱患儿在家的时也进行相似的肌肉舒缩训练。与其他治疗方法相比,生物反馈治疗的优点是具有无创性和趣味性,儿童比较容易接受,并且疗效较为持久,复发率比较低,无明显副作用。不足之处是需反复训练,这可能造成依从性下降而影响效果,目前的生物反馈治疗仪的体型较大,只能在特定的诊室里进行,如果患者居住地较远、交通不便则难以采用该方法。

（2）药物治疗：是治疗最重要和最基本的治疗手段之一，主要包括各种选择性 M 受体拮抗剂，主要作用机制是通过拮抗特异性受体抑制逼尿肌收缩，改善膀胱感觉功能及抑制可能出现的逼尿肌不稳定收缩。膀胱临床常用的抗胆碱药物为奥昔布宁，它也是美国 FDA 批准用于治疗儿童遗尿症的唯一抗胆碱药物，最大剂量为 0.4mg/(kg·d)，起始推荐剂量为每天 2~5mg，年龄较大者可增加至每天 10mg，睡前服用。它是非选择性抗胆碱能药物，主要副作用包括口干、皮肤潮红、便秘、视力模糊、瞌睡等，儿童副作用发生率比成人高。因此需严格在专科医生指导下使用，并注意监测残余尿量。

其他药物包括丙哌维林，仅在少数欧洲国家被批准用于儿童遗尿症，推荐剂量 0.8mg/(kg·d)；托特罗定，尚无儿童用药经验，欧洲有些医疗机构研究用于治疗儿童 OAB，5~10 岁儿童每次 1mg，每天 2 次；索利那新为新型的 M3 受体拮抗剂，具有高度选择性，副作用较小，目前尚无儿童用药经验，成人 2mg，每天 1 次，用于治疗对丙哌维林及托特罗定耐药的 OAB。

2. 二线治疗　当首选治疗无效，或出现不可耐受的副反应，或治疗过程中尿流率明显下降，或剩余尿量明显增多等情况，应选择二线治疗方法。二线治疗方法主要包括：①膀胱内灌注辣椒辣素、RTX、玻璃酸酶（透明质酸酶）等，以上物质可参与膀胱感觉传入，灌注后降低膀胱感觉传入，对严重的膀胱感觉过敏者可试用。② A 型肉毒毒素膀胱逼尿肌多点注射，对严重的逼尿肌不稳定具有疗效。③骶神经电调节治疗，对部分顽固的尿频尿急及急迫性尿失禁患者有效。④外科手术，仅适用于严重低顺应性膀胱，膀胱容量过小，且危害上尿路功能，经其他治疗无效者。手术方法包括逼尿肌横断术、膀胱自体扩大术、肠道膀胱扩大术和尿流改道术。

二、排尿延迟

排尿延迟（voiding postponement）是指习惯性的人为性的推

迟排尿,常见于两种情况,一是有些儿童专注于游戏或其他感兴趣的事情,一直等到他们非常尿急时才去排尿,因此人为地延迟排尿,以排尿频率减少和急迫性尿失禁为特征;二是有些儿童伴有便秘,由于用力排便会导致疼痛,患儿不愿意上厕所导致排尿延迟。对于前一种情况的防治方法包括定时解小便(可以使用可编程手表),不憋尿,养成良好的排尿习惯;对于后一种情况的防治方法包括白天充分饮水,摄入足够的膳食纤维,养成定期如厕的习惯(比如每天早晨早餐后定时排便),必要时应用导泻药物。

三、膀胱活动减弱和排尿功能不良

膀胱活动减弱(underactive bladder)表现为儿童排尿频率低和膀胱容量过大(通常超过 EBC 的 150%),逼尿肌反射低下甚至无反射,通常出现排空障碍,尿流率检查可以发现膀胱逼尿肌活动减弱,表现为尿频、排尿间断,常需要按压膀胱。排尿功能不良(dysfunctional voiding)是指排空期间括约肌和骨盆底放松不足,经常合并膀胱过度活动,以尿失禁和尿路感染为特征。这些病人建议转诊至专科中心,治疗手段包括行为疗法和药物治疗,行为疗法包括膀胱功能训练和生物反馈治疗等,药物治疗可以应用拟胆碱药,这类药物如新斯的明、氯贝胆碱等可竞争性与胆碱酯酶结合,抑制胆碱酯酶分解乙酰胆碱,相当于增加了乙酰胆碱对膀胱平滑肌的兴奋作用,能兴奋膀胱逼尿肌促进排尿,另外可作用于自主神经效应器和节后副交感神经受体,以增加膀胱内压并减少膀胱容量;对部分肌肉有直接兴奋作用,并对改善肌力有帮助。经过上述行为疗法和药物治疗,仍不能排空膀胱者,可以进行间歇清洁导尿(clean intermittent catheterization, CIC),膀胱压力高于 $40\ cmH_2O$ 将导致上尿路损害,CIC 可及时排空膀胱内尿液,避免膀胱内压力上升,有利于保护上尿路功能,同时减轻尿失禁症状依据儿童安全膀胱容量及饮水量,一般建议儿童导尿次数为学龄儿童每天 5 次,同时记录导尿日记掌握导尿规律。

四、尿液阴道回流

尿液阴道回流(vesico-vaginal reflux)是指存在小阴唇粘连或肥胖的女孩常会在排尿后出现小量尿失禁,为尿液暂时进入阴道引起,表现为排尿后站立时湿裤,排尿时双腿未足够分开,尿液未能顺利流出,在肥胖女孩多见,注意改善如厕时的姿势,反向骑坐排尿可以防止尿液从阴道回流,从而改善症状。存在小阴唇粘连者需要进行手术矫正。

五、笑时尿失禁

笑时尿失禁(giggle incontinence)几乎仅见于女孩,以尿失控为特点,表现为在大笑时出现不自主的完整的排尿过程,在其他情况下不会出现尿失禁,其发生可能与情绪引起的肌张力降低有关,仅需要通过病史诊断,不需其他检查。笑时尿失禁很少见,但是给孩子带来极大的困扰。OAB患儿有时在大笑时也会尿失禁,需注意鉴别。加强盆底肌肉训练有助于改善症状,因此在采用药物治疗前有必要尝试生物反馈疗法。有报道用中枢兴奋药利他灵(methylphenidate)配合行为治疗有效,剂量0.2~0.5mg/(kg·d),一般在上学前服用,以防止患儿上学期间出现尿失禁。

六、白天尿频

白天尿频(extraordinary day time frequency)是一种临床上经常遇到的情况,患儿仅有日间尿频症状,每次排尿量小于EBC的50%,无尿痛表现,不伴有夜间遗尿,尿常规检查正常,多为暂时性和一过性的,不需要使用抗生素,注意饮食饮水等生活管理(如避免饮用含咖啡因的饮料和碳酸饮料),必要时可以短期应用补气益肾的中药,严重者可以应用抗胆碱药如奥昔布宁等。

(郭　维)

参考文献

1. Abrams P, Artibani W, Cardozo L, et al. Reviewing the ICS 2002 terminology report: the ongoing debate. Neurourol Urodyn, 2009, 28 (4): 287

2. 汪庆玲, 毕允力, 徐 虹, 等. 前瞻性随机对照研究生物反馈和口服醋酸去氨加压素治疗儿童原发性遗尿症的疗效. 中国循证儿科杂志, 2006, 1: 251

3. 中国儿童遗尿疾病管理协作组. 中国儿童单症状性夜遗尿疾病管理专家共识. 临床儿科杂志, 2014, 32 (10): 970

4. von Gontard A, Niemczyk J, Wagner C, et al. Voiding postponement in children-a systematic review. Eur Child Adolesc Psychiatry, 2016, 25 (8): 809

5. Chapple CR, Osman NI. Crystallizing the Definition of Underactive Bladder Syndrome, a Common but Under-recognized Clinical Entity. Low Urin Tract Symptoms. 2015, 7 (2): 71

6. Artibani W, Cerruto MA. Dysfunctional voiding. Curr Opin Urol. 2014, 24 (4): 330

7. Mattson S, Gladh G. Urethrovaginal reflux-a common cause of daytime incontinence in girls. Pediatrics, 2003, 111: 136

8. Chang JH, Lee KY, Kim TB, et al. Clinical and urodynamic effect of methylphenidate for the treatment of giggle incontinence (enuresis risoria). Neurourol Urodyn, 2011, 30: 1338

9. Nevéus T, von Gontard A, Hoebeke P, et al. The standardization of terminology of lower urinary tract function in children and adolescents: report from the standardisation committee of the International Children's Continence Society (ICCS). J Urol, 2006, 176: 314

第七章

典型病例

一、病例 1

【病历摘要】

1. 询问病史　患儿,男,7 岁,因夜间遗尿就诊。

患儿幼时起夜间常有尿床,尿湿内裤及床单,尿后不知,不能觉醒,继续睡眠,家长每晚于 23:00~24:00 叫患儿起床排尿,但不易唤醒,有时凌晨 2:00~3:00 会再次尿床。孩子白天排尿正常,午睡也没有尿床,大便正常,每天 1~2 次。家长最初未重视,直至孩子渐渐长大至 7 岁,夜间尿床未有改善,遂到医院就诊。患儿无泌尿系统、神经系统、内分泌系统疾病史,无夜遗尿家族史。

2. 体格检查　神志清,精神反应良好,营养及生长发育正常,身高 122cm,体重 23kg,血压 90/60mmHg,全身皮肤无皮疹,无水肿,腰骶部局部皮肤无凹陷、无脂肪瘤、无多毛及皮肤窦道,咽无充血,扁桃体无肿大,两肺呼吸音清,心律齐,腹软,双肾区无叩击痛,外生殖器无畸形,无包茎,无包皮粘连,尿道口无充血、无异常分泌物,行走步态正常,四肢肌力和肌张力正常。

3. 辅助检查

(1) 尿液检查:尿常规检查正常。

(2) 泌尿系统超声检查:双肾大小正常,输尿管、膀胱结构未见异常,膀胱无残余尿量。

4. 初步诊断 **儿童夜遗尿(又称遗尿症)。**

诊断依据:患儿≥5 岁,每周夜间尿床 >2 次,并持续 3 个月以上。

【**夜遗尿评估**】

通过填写"病史采集表"、"排尿日记"以进一步判断、评估患儿夜遗尿的类型,指导治疗。

1. 病史采集表(表 7-1)

表 7-1　病史采集表

病史	结果
夜间遗尿症	是
该儿童是否尿床(提示严重度、治疗方法及预后)	是
1. 每周尿床的夜晚数 7 晚	
2. 每晚尿床的次数 1~2 次	
3. 每晚尿床时间 23:00~24:00;2:00~3:00	
4. 每晚遗尿量见排尿日记(可通过测量尿布增重值进行计量)	
以下症状提示膀胱功能障碍	
1. 日间发生的漏尿(提示膀胱活动过度 / 非单症状性夜遗尿)	否
- 内裤上的尿液滴沥(排尿前 / 排尿后)	
- 严重尿湿内裤	
- 漏尿频度(每日发生次数)	
- 每日间断或持续的漏尿	
-3 岁半以后的日间漏尿病史	
2. 尿频(排尿次数每日≥8 次)	否
3. 突然和急迫的想要排尿(提示膀胱活动过度)	否
4. 排尿延迟(排尿次数 <3 次 / 日)(提示排尿机制障碍)	否
5. 特殊憋尿姿势(如文森特屈膝礼 - 儿童突然停止活动,脚尖站立,双腿用力交叉或采取蹲位,脚后跟顶着会阴部)(提示排尿机制障碍)	否

病史	结果
6. 需按压以促进排尿,即需要压迫腹肌以促进排尿(提示排尿机制障碍)	否
7. 排尿间断,或一次接一次的数次排尿(提示排尿机制障碍)	否
8. 泌尿道感染(常与潜在的膀胱机制障碍相关)	否
9. 疾病和(或)畸形	否
- 肾和(或)泌尿道	
- 脊髓	

合并症　可能预测治疗抵抗的因素

病史	结果
1. 存在以下排便症状或病史(可预测治疗抵抗;便秘治愈可能致遗尿症的治愈)	否
- 便秘(每周排便 <3 次)	否
- 内裤上的大便痕迹(大便失禁),并非内裤清洗不干净造成	否
2. 存在心理、行为或精神问题,如注意缺陷多动障碍(ADHD)、孤独症谱系障碍(ASD)的证据(可预测治疗抵抗)	否
- 注意力不易集中、注意短暂	否
- 活动过多	否
- 情绪易冲动	否
- 社会交往、交流障碍	否
- 兴趣狭窄	否
- 刻板重复的行为方式	否
3. 运动障碍和(或)学习障碍和(或)精神运动发育障碍的病史(可能提示中枢神经系统病变)	否

饮水习惯

病史	结果
1. 饮料摄入量和类型	否
2. 晚间是否饮水	是
3. 晚间饮水超过一杯	是

病史	结果
4. 晚间是否饮用牛奶或晚餐进食粥、汤类食物	是
5. 晚间是否食用有利尿作用的水果（如西瓜等）	是
家族史和既往史	
1. 夜遗尿家族史（包括父母、同胞及其他亲属）	否
2. 既往泌尿道感染病史	否
3. 脊髓及泌尿系手术史	否
4. 服用影响排尿的药物（如螺内酯、呋塞米等）	否
5. 既往夜遗尿的治疗方法	否

由表 7-1 知：①患儿夜间遗尿，每周达 7 晚，每晚 1~2 次；②无膀胱功能障碍（无漏尿、无尿频、无尿急迫；无排尿延迟、无排尿中断等）；③无其他合并症（无便秘，无心理、行为或精神问题等）；④晚间会饮水、喝牛奶、进食水果等；⑤无夜遗尿家族史。

- 患儿为"单症状性夜遗尿"（MNE）

2. 排尿日记 排尿日记是评估儿童膀胱容量和是否存在夜间多尿的主要依据，"排尿日记"记录前临床医师跟家长及孩子应进行充分的沟通，详细讲解记录的具体方法及注意事项，以确保数据的准确性和真实性。排尿日记应在做到睡前 2 小时限水，排空膀胱的情况下记录评估，需详细记录至少 3~4 个白天（日间日记）和连续 7 个夜晚（夜间日记）儿童饮水、遗尿、尿量等情况。临床医师可根据患儿排尿日记的数据信息评估患儿膀胱容量和夜间总尿量，从而判断患儿夜遗尿类型，指导治疗（表 7-2）。

表 7-2 排尿日记

第 1 部分 3~4 天的日间日记(儿童上学期间可于周末记录)

第 1 天				第 2 天				第 3 天				第 4 天			
时间	饮水 (ml)	尿量 (ml)	漏尿 (ml)	时间	饮水 (ml)	尿量 (ml)	漏尿 (ml)	时间	饮水 (ml)	尿量 (ml)	漏尿 (ml)	时间	饮水 (ml)	尿量 (ml)	漏尿 (ml)
7:50	250			8:30	250			8:40	300			8:30	180		
9:35		180		9:25		160		12:20		200		10:00		150	
10:50	200			12:00	水果			13:45	200			11:20	200		
11:40		150		12:40		200		14:50		120		12:00		120	
13:20	100			14:00	100			15:30	100			12:20	100		
15:40	200			15:00		120		16:10		150		15:30	100		
16:30		200		16:20	200			18:00	水果			16:10		200	
18:15	水果			17:50		180		18:30		180		17:10	200		
20:00	200			18:00	100			20:30	200			19:00	水果		
20:30		170		20:30	200			21:00		80		19:30		135	
21:10		100		21:20		150		21:40		70		20:50		100	

	第1天	第2天	第3天	第4天	第5天	第6天	第7天
		第2部分 连续7个夜晚的夜间日记					
昨晚入睡时间	22:10	22:00	21:15	21:30	21:20	21:30	21:45
入睡前2小时内饮水情况	否	否	否	否	否	否	否
起床时间	8:10	8:00	7:20	7:15	7:00	7:15	7:20
夜间尿床	否	否	否	否	否	否	否
夜间尿湿	是	是	是	是	是	是	是
夜间起床排尿(如果有,记录尿量/ml)							
晨起尿布增重(g)	270	280	200	240	200	250	240
早晨第一次排尿量(ml)	150	180	240	160	160	120	200
今天是否排大便	是	是	是	是	是	是	是
医生填写本栏:夜间尿量=早晨第一次排尿量+尿布增重值或夜间起床夜排尿量	420	460	440	400	360	370	440

由表 7-2 知：①患儿日间最大排尿量（MVV）为 200ml
（7 岁 MVV 正常参考值为 156ml）；②总夜间排尿量（TVV）在
360~460ml（7 岁 TVV 正常参考值为 312ml）；③由患儿 MVV 及
TVV 的数据，可判断患儿膀胱容量正常，夜间尿量增多。

- 患儿为"夜间多尿型"遗尿症。

【治疗】

1. **基础治疗** 至关重要，贯穿夜遗尿治疗的全过程。主要
对患儿的饮食、饮水；排尿、排便；睡眠、休息等生活方式、生活习
惯进行调整。治疗之初，首先应对家长及患儿进行健康教育，讲
解有关儿童夜遗尿的基本知识，树立治疗的信心。

（1）鼓励患儿白天正常饮水，保证每日饮水量，避免食用含
茶碱、咖啡因的食物和饮料。

（2）晚餐宜早，且宜清淡，少盐少油；睡前 2~3 小时不再进
食，睡前 2 小时禁止饮水及食用包括粥汤、牛奶、果汁、水果等含
水分较多的食品；该患儿以往睡前进食牛奶、水果的习惯，应改
成白天进食。

（3）养成日间规律排尿（每日 4~7 次）、睡前排尿的好习惯；
多食用纤维素丰富的食物，每日定时排便；养成良好的卫生习
惯，注意包皮的清洁，避免尿路感染。

（4）白天勿使孩子过度疲劳，睡前不宜剧烈活动和过度兴
奋，如玩游戏、看电视等，尽早睡眠，保证孩子的睡眠质量，建议
7 岁的孩子在 21:00 前入睡。

（5）家长应多关心鼓励孩子，切忌责罚和打骂孩子，多
交谈、多安慰，减轻孩子对夜遗尿的心理负担，适时的表扬
或奖励，使孩子积极地参与治疗过程，提高孩子的自信心，
也有助于改善孩子因遗尿而产生的害羞、焦虑、恐惧等不良
情绪。

2. **药物治疗**

（1）去氨加压素：该患儿为"单症状性夜遗尿"，夜间尿量增
多，膀胱容量正常，选择去氨加压素口服治疗，0.2mg 每晚口服，

睡前 1 小时口服(首次用药前要告知家长有关去氨加压素治疗时的注意事项:睡前 1 小时口服;服药前 1 小时和服药后 8 小时限制饮水;若患儿出现发热需要大量补充液体时,应暂停使用去氨加压素,以免引起水中毒)。

(2) 服药 2 周后复诊,患儿夜间遗尿情况明显改善,从每周 7~10 次,减少为每周 2~3 次,服药期间无不良反应、无不适主诉,继续"去氨加压素 0.2mg/qn"口服,嘱每 2~4 周复诊。

(3) 服药 1 个月后孩子未再有夜间遗尿;服药 2 个月后,孩子有夜间自醒起床排尿,未再有夜间遗尿。

(4) 第三个月始,去氨加压素渐减量,先改为 0.2mg 隔天一次,维持 2 周,孩子无夜遗尿;再改为 0.2mg 每周 2 次,维持 2 周;0.2mg 每周 1 次,维持 2 周,孩子未再有夜遗尿,即停止服药。

(5) 电话随访 6 个月,孩子无遗尿再发。

二、病例 2

【病历摘要】

1. 询问病史 患儿,男,9 岁,因夜间遗尿就诊。

患儿有夜间遗尿,每晚 2~3 次,常尿湿内裤及床单,尿后不能觉醒,继续睡眠,家长每于夜间 23:30 左右,凌晨 2:00、4:00 左右叫孩子起床排尿;白天排尿次数也较多,每日可达十多次,日间有时漏尿。家长最初认为孩子年幼,未重视孩子夜间遗尿,认为长大会自然痊愈,渐拖延至孩子 9 岁仍未见明显改善,遂至医院就诊。家长平时控制孩子喝饮料,但孩子日常饮食喜肉类,少食蔬菜,晚餐喝汤较多;大便干硬,2~3 天一次。孩子父亲幼年时曾有夜间遗尿史,后渐渐自愈。

2. 体格检查 神志清,精神反应良好,营养及生长发育正常,身高 133cm,体重 28kg,血压 95/60mmHg,全身皮肤无皮疹,无水肿,腰骶部局部皮肤无凹陷、无脂肪瘤、无多毛及皮肤窦道,咽无充血,扁桃体无肿大,两肺呼吸音清,心律齐,腹软,双肾区无叩击痛,外生殖器无畸形,无包茎,无包皮粘连,尿道口稍充血,无异常分泌物。行走步态正常,四肢肌力和肌张力正常。

3. 辅助检查

(1) 尿液检查:尿常规检查正常。

(2) 血液检查:肾功能、血糖、血气电解质正常。

(3) 泌尿系统超声检查:双肾大小正常,输尿管、膀胱结构未见异常,膀胱无残余尿量。

(4) 腰骶椎正位片:第五腰椎有隐性脊柱裂。

4. 初步诊断　**儿童夜遗尿(又称遗尿症)**

诊断依据:患儿≥5 岁,每周夜间尿床 >2 次,并持续 3 个月以上。

【夜遗尿评估】

通过填写"病史采集表"、"排尿日记"以进一步判断、评估患儿夜遗尿的类型,指导治疗。

1. 病史采集表(表 7-3)

表 7-3　病史采集表

病史	结果
夜间遗尿症	是
该儿童是否尿床(提示严重度、治疗方法及预后)	是
1. 每周尿床的夜晚数 <u>7 晚</u>	
2. 每晚尿床的次数 <u>2~3 次</u>	
3. 每晚尿床时间 <u>23:00~24:00;2:00~4:00</u>	
4. 每晚遗尿量 <u>见排尿日记</u>	
以下症状提示膀胱功能障碍	
1. 日间发生的漏尿(提示膀胱活动过度 / 非单症状性夜遗尿)	是
- 内裤上的尿液滴沥(排尿前 / 排尿后)	是(排尿前)
- 严重尿湿内裤	否

病史	结果
- 漏尿频度(每日发生次数)	1~2 次
- 每日间断或持续的漏尿	是
-3 岁半以后的日间漏尿病史	是
2. 尿频(排尿次数每日≥8 次)	是
3. 突然和急迫的想要排尿(提示膀胱活动过度)	是
4. 排尿延迟(排尿次数 <3 次 / 日)(提示排尿机制障碍)	否
5. 特殊憋尿姿势(如文森特屈膝礼 - 儿童突然停止活动,脚尖站立,双腿用力交叉或采取蹲位,脚后跟顶着会阴部)(提示排尿机制障碍)	否
6. 需按压以促进排尿,即需要压迫腹肌以促进排尿(提示排尿机制障碍)	否
7. 排尿间断,或一次接一次的数次排尿(提示排尿机制障碍)	否
8. 泌尿道感染(常与潜在的膀胱机制障碍相关)	否
9. 疾病和(或)畸形	
- 肾和(或)泌尿道	否
- 脊髓	是
合并症—可能预测治疗抵抗的因素	
1. 存在以下排便症状或病史(可预测治疗抵抗;便秘治愈可能致遗尿症的治愈)	是
- 便秘(每周排便 <3 次)	是
- 内裤上的大便痕迹(大便失禁),并非内裤清洗不干净造成	是
2. 存在心理、行为或精神问题,如注意缺陷多动障碍(ADHD)、孤独症谱系障碍(ASD)的证据(可预测治疗抵抗)	否
- 注意力不易集中、注意短暂	否
- 活动过多	否

续表

病史	结果
- 情绪易冲动	否
- 社会交往、交流障碍	否
- 兴趣狭窄	否
- 刻板重复的行为方式	否
3. 运动障碍和(或)学习障碍和(或)精神运动发育障碍的病史(可能提示中枢神经系统病变)	否
饮水习惯	
1. 饮料摄入量和类型	否
2. 晚间是否饮水	是
3. 晚间饮水超过一杯	是
4. 晚间是否饮用牛奶或晚餐进食粥、汤类食物	是
5. 晚间是否食用有利尿作用的水果(如西瓜等)	是
家族史和既往史	
1. 夜遗尿家族史(包括父母、同胞及其他亲属)	是
2. 既往泌尿道感染病史	否
3. 脊髓及泌尿系手术史	否
4. 服用影响排尿的药物(如螺内酯、呋塞米等)	否
5. 既往夜遗尿的治疗方法	否

由表 7-3 知:①患儿夜间尿床,每周达 7 晚,每晚 2~3 次;②有膀胱功能障碍(有漏尿、尿频、尿急迫等膀胱过度活动);③有便秘,无心理、行为或精神问题等其他合并症;④晚餐喜喝汤,晚餐后会进食水果,睡前有时喝牛奶一杯;⑤有夜遗尿家族史。

 - **患儿为"非单症状性夜遗尿"(NMNE)**

2. 排尿日记(表 7-4)

表 7-4　排尿日记

第 1 部分　3~4 天的日间日记（儿童上学期间可于周末记录）

第 1 天				第 2 天				第 3 天				第 4 天			
时间	饮水 (ml)	尿量 (ml)	漏尿 (ml)	时间	饮水 (ml)	尿量 (ml)	漏尿 (ml)	时间	饮水 (ml)	尿量 (ml)	漏尿 (ml)	时间	饮水 (ml)	尿量 (ml)	漏尿 (ml)
8:00	100			8:10	150			8:40	200			8:30		150	
9:50		120		9:25	120			9:20		150		10:30	200		
10:50	150			10:40		110		10:00	100			11:40		90	
11:50	125		有	11:15	100			10:45		150	有	13:20	100		
12:35		150		13:00		100		11:10	250			14:30		100	
12:50	275			14:00	200			12:30	水果			15:10	270		
13:40		100		14:50		150		13:10		130		15:45		85	
14:35		100		15:20	150			15:20		100		16:10		120	有
15:20	300			16:40		100		16:40		70		17:30		100	
15:50		125		18:00	200			17:30		80		18:20	160		
16:20		120	有	19:10		150	有	18:10	200			19:00	水果		
17:00		85		20:20	200			20:00	100			20:30	150		
19:20	200			21:10		100		21:15		120		20:45		120	
19:50		100		21:40		80		22:00		90	有	21:30		100	
22:00		80		22:20		70						22:10		70	有

续表

	第2部分　连续7个夜晚的夜间日记						
	第1天	第2天	第3天	第4天	第5天	第6天	第7天
昨晚入睡时间	22:20	22:00	22:30	22:00	21:30	22:10	22:45
入睡前2小时内饮水情况	否	否	否	否	否	否	否
起床时间	7:10	7:00	7:00	7:15	6:50	7:50	8:30
夜间未尿床	否	否	否	否	否	否	否
夜间尿床	是	是	是	是	是	是	是
夜间起床排尿（如果有，记录尿量/ml）	360	280	250	250	300	220	270
早晨第一次排尿量（ml）	120	210	160	150	160	190	150
今天是否排大便	否	是	否	否	否	是	否
医生填写本栏：夜间尿量 = 早晨第一次排尿量 + 尿布增重值或夜间起夜排尿量	480	490	410	400	460	410	420

由表 7-4 知：①患儿日间最大排尿量（MVV）为 150ml（9 岁 MVV 正常参考值为 195ml）；②患儿总夜间排尿量（TVV）在 400~490ml（9 岁 TVV 正常参考值为 390ml）；③由患儿 MVV 及 TVV 数据，可判断患儿膀胱容量偏小，夜间尿量增多。

—患儿为"膀胱容量偏小、夜间尿量增多型"夜遗尿

【治疗】

1. 基础治疗

（1）鼓励患儿白天正常饮水，保证每日饮水量；睡前 2 小时禁止饮水及食用牛奶、水果、果汁等含水分较多的食品。

（2）晚餐宜早、宜清淡、少喝汤；日常均衡饮食，避免单一的高蛋白饮食，多食用纤维素丰富的食物；服用肠道益生菌类药物，改善肠道功能，积极治疗便秘（便秘治愈可使遗尿症改善甚至治愈）。

（3）训练患儿适当憋尿以提高膀胱控制力，养成日间规律排尿、睡前排尿的好习惯；养成良好的卫生清洁习惯，避免泌尿道感染。

（4）白天勿使孩子过度疲劳，睡前不宜剧烈活动和过度兴奋，按时睡眠，保证孩子的睡眠质量。

（5）对家长及孩子进行健康教育，正确认识到儿童夜遗尿是常见病，有治疗的有效措施，树立治疗的信心；家长要多关心鼓励孩子，多与孩子交谈，尤其是睡前交谈，减轻孩子的心理压力，提高患儿对治疗的依从性。孩子无遗尿时给予表扬或奖励，以提高孩子的自信心，逐渐改善因遗尿而产生的焦虑、紧张、畏惧等不良情绪。

2. 药物治疗

（1）去氨加压素：患儿夜间尿量增多，予去氨加压素治疗，每晚 0.2mg 口服（0.2mg/qn），睡前 1 小时口服（服药前 1 小时和服药后 8 小时限制饮水）。

抗胆碱药物:患儿每晚遗尿 2~3 次,日间有尿频、尿急、漏尿等膀胱过度活动,膀胱容量偏小,予奥昔布宁缓释片 5mg 睡前口服(5mg/qn)。

药物治疗前积极治疗便秘。

(2) 2 周后复诊,患儿夜间遗尿改善,由每晚 2~3 次减为每晚 1 次;白天尿频及漏尿也较前改善,1~2 天排便一次。继续"去氨加压素 0.2mg/qn+ 奥昔布宁 5mg /qn",仍同时调理肠道功能,嘱每 2~4 周复诊。

(3) 1 个月后复诊,患儿遗尿情况明显改善,每周仅有 1~2次夜间遗尿,白天排尿正常,无尿频,无漏尿,每天排便。继续"去氨加压素 0.2mg/qn+ 奥昔布宁 5mg/qn"治疗。

(4) 2 个月后复诊,患儿未再有夜遗尿,偶有夜间自醒起床排尿,白天排尿正常,无漏尿。

(5) 第 3 个月始,停服奥昔布宁,继续口服去氨加压素0.2mg/qn,未再有夜遗尿,白天排尿正常。

(6) 第 4 个月始,去氨加压素减量为隔日口服,即 0.2mg/qon,患儿夜间无遗尿,白天排尿正常。

(7) 第 5 个月始,改为去氨加压素 0.2mg 每周服两次,维持 2 周,无夜遗尿;去氨加压素 0.2mg 每周服一次,维持 2 周,无夜遗尿,遂停药。

3. 其他治疗 患儿有膀胱功能障碍,药物治疗的同时进行膀胱功能训练,督促患儿白天多饮水,尽量延长 2 次排尿的间隔时间使膀胱扩张,训练患儿有尿意时适当憋尿,鼓励患儿在每次排尿中间中断排尿,数 1~10 后再把尿排尽,以提高膀胱括约肌的控制能力。也可以通过生物反馈治疗训练膀胱功能。

后续电话回访 6 个月,患儿未再有夜遗尿,日间排尿、排便正常。

三、病例 3

【病历摘要】

1. 询问病史 患儿,女,8 岁 3 个月,因夜间遗尿就诊。

患儿幼时起一直有尿床,夜间使用尿不湿,尿量较大,尿后不能觉醒,继续睡眠。白天饮水较少,饮水后常有尿急,但无尿湿衣裤现象。平时无便秘。家长最初未重视,直至孩子渐渐长大,夜间尿床无改善,遂到医院就诊。患儿无内分泌、泌尿系统疾病史,有夜遗尿家族史。

2. 体格检查 神志清,精神反应良好,营养及生长发育正常,身高 130cm,体重 24kg,血压 90/60mmHg,全身皮肤无皮疹,无水肿,腰骶部皮肤无凹陷、无脂肪瘤、无多毛及皮肤窦道,两肺呼吸音清,心律齐,腹软,双肾区无叩击痛,外生殖器无畸形,无阴唇粘连,尿道口无充血、无异常分泌物,行走步态正常,四肢肌力和肌张力正常。

3. 辅助检查

(1) 尿液检查:尿常规检查正常。

(2) 泌尿系统超声检查:双肾大小正常,输尿管、膀胱结构未见异常,膀胱残余尿阴性。

(3) 尿流率检测

1) 尿流量约 125ml;

2) 尿流曲线呈钟形;

3) 括约肌与比尿急尚协调。

4. 初步诊断 **儿童夜遗尿。**

诊断依据:患儿≥5 岁,每周夜间尿床 >2 次,并持续 3 个月以上。

【夜遗尿评估】

通过填写"病史采集表"、"排尿日记"以进一步判断、评估患儿夜遗尿的类型,指导治疗。

1. 病史采集表(表 7-5)

表 7-5　病史采集表

病史	结果
夜间遗尿症	是
该儿童是否尿床(提示严重度、治疗方法及预后)	是
1. 每周尿床的夜晚数 5~7 晚	
2. 每晚尿床的次数 1~2 次,用尿不湿	
3. 每晚尿床时间 不详	
4. 每晚遗尿量见排尿日记(可通过测量尿布增重值进行 计量)	
以下症状提示膀胱功能障碍	
1. 日间发生的漏尿(提示膀胱活动过度 / 非单症状性夜 遗尿)	否
- 内裤上的尿液滴沥(排尿前 / 排尿后)	
- 严重尿湿内裤	
- 漏尿频度(每日发生次数)	
- 每日间断或持续的漏尿	
-3 岁半以后的日间漏尿病史	
2. 尿频(排尿次数每日≥8 次)	否
3. 突然和急迫的想要排尿(提示膀胱活动过度)	否
4. 排尿延迟(排尿次数 <3 次 / 日)(提示排尿机制障碍)	否

5. 特殊憋尿姿势(如文森特屈膝礼 - 儿童突然停止活动,
     脚尖站立,双腿用力交叉或采取蹲位,脚后跟顶着会
     阴部)(提示排尿机制障碍)
	否

6. 需按压以促进排尿,即需要压迫腹肌以促进排尿(提 示排尿机制障碍)	否

续表

病史	结果
7. 排尿间断,或一次接一次的数次排尿(提示排尿机制障碍)	否
8. 泌尿道感染(常与潜在的膀胱机制障碍相关)	否
9. 疾病和(或)畸形	否
- 肾和(或)泌尿道	
- 脊髓	
合并症—可能预测治疗抵抗的因素	
1. 存在以下排便症状或病史(可预测治疗抵抗;便秘治愈可能致遗尿症的治愈)	否
- 便秘(每周排便 <3 次)	否
- 内裤上的大便痕迹(大便失禁),并非内裤清洗不干净造成	否
2. 存在心理、行为或精神问题,如注意缺陷多动障碍(ADHD)、孤独症谱系障碍(ASD)的证据(可预测治疗抵抗)	否
- 注意力不易集中、注意短暂	否
- 活动过多	否
- 情绪易冲动	否
- 社会交往、交流障碍	否
- 兴趣狭窄	否
- 刻板重复的行为方式	否
3. 运动障碍和(或)学习障碍和(或)精神运动发育障碍的病史(可能提示中枢神经系统病变)	否
饮水习惯	

病史	结果
1. 饮料摄入量和类型	否
2. 晚间是否饮水	是
3. 晚间饮水超过一杯	是
4. 晚间是否饮用牛奶或晚餐进食粥、汤类食物	是
5. 晚间是否食用有利尿作用的水果(如西瓜等)	是
家族史和既往史	
1. 夜遗尿家族史(包括父母、同胞及其他亲属)	有(叔叔)
2. 既往泌尿道感染病史	否
3. 脊髓及泌尿系手术史	否
4. 服用影响排尿的药物(如螺内酯、呋塞米等)	否
5. 既往夜遗尿的治疗方法	否

由病史采集表 7-5 知:①患儿夜间遗尿,每晚用尿不湿,每周 5~7 晚;②无膀胱功能障碍(无漏尿、无尿频、无尿急迫;无排尿延迟、无排尿中断等);③无其他合并症(无便秘,无心理、行为或精神问题等);④晚间会饮水、喝牛奶、进食水果等;⑤有夜遗尿家族史。

- 患儿为"单症状性夜遗尿"(MNE)

2. 排尿日记 记录前临床医师跟家长及孩子应进行充分的沟通,详细讲解记录的具体方法及注意事项,以确保数据的准确性和真实性。排尿日记应该在睡前 2 小时限水,排空膀胱的情况下记录,需详细记录至少 3~4 个白天(日间日记)和连续 7 个夜晚儿童饮水、遗尿、尿量(夜间日记)等情况(表 7-6)。

表 7-6　排尿日记

第 1 部分　记录 4 天的日间日记（儿童上学期间可于周末记录）

第 1 天				第 2 天				第 3 天				第 4 天			
时间	饮水(ml)	尿量(ml)	漏尿(ml)	时间	饮水(ml)	尿量(ml)	漏尿(ml)	时间	饮水(ml)	尿量(ml)	漏尿(ml)	时间	饮水(ml)	尿量(ml)	漏尿(ml)
7:40	150			7:50	150			8:00	150			8:00	150		
8:20	150			9:00		150		10:00	100	100		9:00			100
9:20		120		11:30	120			12:00		150		11:30	200		
10:30	180			12:30		100		13:45	100			12:00			120
11:40		130		14:00	100			15:00		120		12:30	100		
13:00	150			15:00		120		15:30	150			15:30	150		
15:00	200			15:10	水果			16:00		110		16:10			120
16:30		150		16:20	150			16:30	水果			17:30	120		
18:15	水果			17:45		100		17:30		120		19:00	水果		
19:30	100			19:00	100			20:40	100			19:30			150
20:40	100			20:30	150			21:00		50		21:20			110
21:20		110		21:20		100		21:30		100					

续表

	第2部分 连续7个夜晚的夜间日记						
	第1天	第2天	第3天	第4天	第5天	第6天	第7天
昨晚入睡时间	21:30	21:30	21:00	21:00	21:40	21:40	21:30
入睡前2小时内饮水情况	否	是	否	否	否	否	否
起床时间	7:15	7:20	7:15	7:15	7:10	7:40	7:40
夜间未尿床	否	否	否	否	否	否	否
夜间尿床	是	是	是	是	是	是	是
夜间起床排尿（如果有，记录尿量 /ml）							
晨起尿布增重（g）	150	140	120	160	160	150	130
早晨第一次排尿量（ml）	120	160	120	120	160	120	150
今天是否排大便	是	是	是	是	是	是	是
医生填写本栏：夜间尿量=早晨第一次排尿量+尿布增重值或夜间或夜间起夜排尿量	270	300	240	280	320	270	280

患儿总夜间排尿量（TVV）在240~320ml（8岁TVV为351ml）

日间最大排尿量（MVV）为150ml（7岁MVV为175.5ml）

患儿夜间尿量正常，膀胱容量偏小

- 患儿为"小于年龄相应膀胱容量型"遗尿症

【治疗】

1. 基础治疗 对饮食、饮水;排尿、排便;睡眠等生活方式、生活习惯进行调整。

(1) 鼓励患儿白天正常饮水,保证每日饮水量,避免食用含茶碱、咖啡因的食物和饮料。

(2) 晚餐宜早,且宜清淡,少盐少油;睡前 2 小时限制饮水及食用包括粥汤、牛奶、果汁、水果等含水分较多的食品,总液体量不超过 200ml。

(3) 养成日间规律排尿(每日 4~7 次)、睡前排尿的好习惯。多食用纤维素丰富的食物,每日定时排便。

(4) 进行膀胱功能训练有利于加强排尿控制和增大膀胱容量。可督促患儿白天尽量多饮水,并尽量延长 2 次排尿的间隔时间使膀胱扩张。训练患儿适当憋尿以提高膀胱控制力,当患儿排尿时鼓励时断时续排尿,然后再把尿排尽,以提高膀胱括约肌的控制能力。

(5) 家长应多鼓励孩子,减轻孩子对疾病的心理负担,让孩子自己积极地参与治疗过程。

2. 报警器治疗 该患儿诊断为"单症状性夜遗尿",夜间尿量正常,膀胱容量偏小,属于膀胱容量偏小型。经与家长讨论协商后选择报警器治疗,家长自行购买便携式报警器,每 2 周门诊随访,有困难随时电话咨询医生。患儿每晚穿戴报警器,最初 2 周患儿觉醒困难,常需家长在报警器铃声响起后协助唤醒,然后去卫生间排尽余尿,排尿后重新设置好报警器以备下次夜间排尿,并且适当整理清洁床单。2 周之后患儿逐渐能够由报警器唤醒,报警时间在凌晨 1:00~2:00。第 4 周起患儿能够在少量尿湿,铃声初响时就自己醒来排尿,连续穿戴近 8 周,达到连续 14 个夜晚少量尿湿内裤或不尿床,然后停用报警器,电话随访 6 个月,患儿能够每天夜里自行起床排尿,不再尿床,治疗成功。

四、病例 4

【病史特点】

患儿从出生至今一直持续有尿床,每晚靠父母叫醒 2 次,不然每晚尿床 2 次,如果睡前喝水较多或者牛奶,尿床在 2 次或者 2 次以上。尿床多在入睡后 2~3 小时发生,尿湿至睡衣和床单床垫。白天排尿过程正常,白天排尿次数比同班同学明显增多,多数课间休息时需要排尿,但每次排尿量不多,没有尿痛,但有尿意时不能憋尿,时有漏尿,0~1 次 / 周。大便平时正常,无便秘。既往未曾有过泌尿系统疾病和神经系统疾病,脑部未曾有过外伤等。性格腼腆,不太交流,面对医生询问说话很少。在校学习成绩中等,注意力不集中,比较多动。家族成员中父亲小时候亦有尿床史,至 11 岁后自行缓解。父母对于孩子尿床采取了限制晚饭后喝水、睡前要求孩子排尿和半夜叫醒孩子等措施。饮食习惯:清淡、单调、多汤,晚饭后习惯吃水果。入睡时间较晚,多在晚 11 点左右。

【体格检查】

一般情况可,发育正常,营养中等。身高 134cm,体重 28kg。外生殖器检查发现包茎,阴茎头部稍充血,有异味。腰骶椎处外观未见异常。四肢活动正常。

【辅助检查】

1. 尿常规 比重 1.010,尿糖(−),尿蛋白(−),尿中红细胞和白细胞均为(−)。

2. B 超 双肾切面形态大小未见异常,肾实质回声均匀,双侧输尿管未见扩张,膀胱充盈,内壁欠光滑,厚度 3.1mm,充盈至最大程度时膀胱容量 185ml;排尿后膀胱壁厚度 5.0mm,残余尿量 15ml。

3. 腰骶部 X 片 提示第 5 腰椎和第 1 骶椎有隐性脊柱裂。

排尿日记家长表示没有时间和条件完成。未行尿流率、尿流动力学、腰骶部磁共振成像检查。

【诊断】

原发性遗尿症(PNE):非单一症状性遗尿症(NMNE),膀胱容量低于 EBC 型(或膀胱型)。

【诊断依据和分析】

根据我国 2014 年《中国儿童单症状性遗尿症疾病管理专家共识》,对儿童遗尿症的诊断是指年龄≥5 岁儿童平均每周至少 2 次夜间不自主排尿,并且持续 3 个月以上,可诊断儿童遗尿症。而原发性遗尿症是相对于继发性遗尿症的,是指自幼遗尿,没有 6 个月的不尿床期,并除外器质性疾病。故此患儿符合儿童夜遗尿症诊断。在临床上为了更好的评估遗尿症的病因和病情,按是否伴有日间下尿路症状,又分为单症状性遗尿症和非单症状性遗尿症。日间下尿路症状主要是指:①日间发生的漏尿;②尿频;③突然和急迫的想要排尿;④排尿迟疑和日间排尿频率减少;⑤特殊憋尿姿势;⑥需按压腹部以促进排尿启动;⑦尿线中断或者排尿间断;⑧反复泌尿道感染;⑨泌尿系统和脊髓的畸形和(或)病变。此患儿符合①、②和⑨,故诊断非单症状性遗尿症。儿童膀胱容量的正常发育,根据 2012 年《国际小儿尿控协会 ICCS 遗尿症治疗实践指南》,9 岁儿童的功能性膀胱容量应为 300ml。参考:预期膀胱容量(EBC):计算公式为 $[30+(年龄 \times 30)ml]$。此例患儿为 185ml,低于 EBC 的 65%,可诊断为 膀胱容量低于 EBC 型(或膀胱型)。

【治疗】

1. 建议先做包茎手术,并同时开始膀胱训练(将训练内容打印后给家长)。家长接受。手术后 2 个月,家长诉白天排尿次数稍有减少,尿急似乎好转,漏尿次数有所减少,大约每月 0~1 次。但夜间尿床没有明显改善。

2. 纠正饮食习惯和作息时间 尤其限制晚饭的时间不能超过晚 7 点,晚餐不喝汤水,晚餐后不吃水果,规定入睡时间不能超过晚 9:30,且入睡前 2~3 小时不做刺激性和兴奋性过大的活动。睡前的宵夜取消。周末 2 天的作息时间和其他要求也不例外。

3. 药物治疗 鉴于此患儿的诊断是非单症状性遗尿症,病因中涉及膀胱功能障碍,且尿床程度重,每晚尿床 2 次,故在药物治疗之前上述 1 和 2 条的基础治疗就很重要了,对其他病例也有治疗指导意义。

在药物治疗上,考虑既要减少患儿夜间尿量的产生(去氨加压素),又要扩大并改善膀胱功能和容量(奥昔布宁),还有促进中枢的觉醒功能(阿米替林),三方面共同作用方能最大程度的改善尿床,并到达完全干床的目的。根据以往大量的临床联合用药的经验,本例患者同时服用去氨加压素(弥凝片剂)0.2mg+ 奥昔布宁 5mg+ 阿米替林 12.5mg,三药均在睡前 1 小时口服。服药当晚开始记录疗效,打印表格"夜遗尿治疗记录观察表 - 家长用"交给家长并详细解释如何记录。叮嘱每个月复诊一次,判断疗效、发现问题、继续治疗直到完全干床,干床后1~2 个月开始阶梯式减量。患儿在治疗开始后 1 周已基本控制了夜间尿床,第 1 个月的第 1 周尿床 4 次,第 2 周尿床 2 次,第 3 和第 4 周共尿床 1 次。第 2 个月共尿床 1 次,继续膀胱训练、控制饮食和作息习惯。第 3 个月没有尿床,完全干床。白天漏尿已完全控制,每次排尿量有所增加。第 3 个月时复查 B 超结果:充盈时最大膀胱容量 230ml;排尿后膀胱壁厚度 4.5mm,残余尿量 20ml。

治疗 3 个月后开始阶梯式减量和撤药,1.5 个月后完全停药。减量期间叮嘱患者坚持良好的饮食习惯和作息时间。停药后观察 3 个月,共尿床 4 次,分析可能的原因:1 次为白天运动量太大,晚上喝水过多;2 次为睡前吃西瓜和橙汁;1 次为感冒后晚上服用金莲清热泡腾片。鉴于尿床原因可以自我控制,告诉家长暂不用药物治疗,继续观察。如再发尿床超过每个月 2 次,持续 3 个月,需要前来复诊。

五、病例 5

患儿,女,10 岁 11 个月,以"夜遗尿 3 年"为代诉就诊。

3年前,于8岁左右开始出现夜遗尿,每周5~7天,每晚1~2次,每晚尿床时间约在凌晨0~1点,无晚睡习惯(约22点睡觉),如睡前饮水多或晚餐进食稀饭较多,在凌晨6点也会出现遗尿。每晚遗尿量约60~70ml(不超过100ml),午睡时偶尔也会遗尿,每周1~2次,未诊治。发病来无白天漏尿,内裤上无排尿前后尿液滴沥,无尿频(每天排尿次数<8次),无尿急及排尿延迟,无特殊憋尿姿势,排尿顺畅无中断。平时喜食饮料(多为甜的果汁类型)、冰棍、雪糕等,睡前有饮水习惯(≤100ml),晚餐以粥为主,睡前无进食牛奶习惯,夏天常晚餐后进食西瓜。精神、饮食尚可,大便稍干燥,但无便秘,大便每天或隔天一次,外观正常。既往体健,生后3个月曾因尿道口有脓性分泌物在当地诊断为泌尿系统感染,抗感染治疗(具体药物、疗程、实验室检查不详)后痊愈,此后未再复发。无脊髓及泌尿系手术等其他特殊病史,无影响排尿的服药史(如螺内酯、呋塞米等)生长发育同正常同龄儿,就读小学二年级,学习成绩良好,既往无注意短暂、活动过多、情绪易冲动、刻板重复的行为方式等异常表现,社会交往正常,兴趣广泛。家族中无夜遗尿病史。

1. 病史采集表(表7-7)

表7-7 病史采集表

症状		
夜间遗尿症	是	否
该儿童是否尿床(提示严重度、治疗方法及预后)	是	
1. 每周尿床的夜晚数 5~7天		
2. 每晚尿床的次数 1~2次		
3. 每晚尿床时间(前半夜或后半夜) 前半夜凌晨0~1点		
4. 每晚遗尿量(可通过测量尿布增重值进行计量)60~70ml		
以下症状提示膀胱功能障碍		
1. 日间发生的漏尿(提示膀胱活动过度/非单症状性夜遗尿)	否	
- 内裤上的尿液滴沥		
- 严重尿湿内裤		

症状	
- 漏尿频度（每日发生次数）	
- 每日间断或持续的漏尿	
- 3 岁半以后的日间漏尿病史	
2. 尿频（排尿次数每日不少于 8 次）	否
3. 排尿延迟（排尿次数少于每日 3 次）（提示排尿机制障碍）	否
4. 突然和急迫的想要排尿（提示膀胱活动过度）	否
5. 特殊憋尿姿势（如文森特屈膝礼 - 儿童突然停止活动,脚尖站立,双腿用力交叉或采取蹲位,脚后跟顶着会阴部）（提示排尿机制障碍）	否
6. 需按压以促进排尿,即需要压迫腹肌以促进排尿（提示排尿机制障碍）	否
7. 排尿间断,或一次接一次的数次排尿（提示排尿机制障碍）	否
8. 泌尿道感染（常与潜在的膀胱机制障碍相关）生后 3 个月曾有 1 次	是
9. 疾病和（或）畸形	
1）肾和（或）泌尿道	否
2）脊髓	否
合并症 - 可能预测治疗抗性的因素	
1. 存在以下排便症状或病史（可预测治疗抵抗;便秘治愈可能导致遗尿症的治愈）	
1）便秘（每周排便不超过 3 次）	否
2）内裤上的大便痕迹（大便失禁）,并非内裤清洗不干净造成	否
2. 存在心理、行为或精神问题,如多动症（ADHD）、注意缺陷障碍（ADD）、孤独症的证据（可预测治疗抵抗）	
1）注意力不易集中、注意短暂	否
2）活动过多	否
3）情绪易冲动	否
4）社会交往、交流障碍	否
5）兴趣狭窄	否
6）刻板重复的行为方式	否

续表

症状	
3. 运动障碍和(或)学习障碍和(或)发育落后的病史(可能提示中枢神经系统病变)	否
饮水习惯	
1. 饮料摄入量和类型　水、饮料,具体量不详	
2. 夜间是否饮水	是
3. 夜间饮水超过一杯　小于100ml	是
4. 夜间是否饮用牛奶或晚餐进食粥、汤类食物　晚餐以粥为主	是
5. 夜间是否食用有利尿作用的水果(如西瓜等)　夏天晚餐后西瓜	是
家族史和既往史	
1. 夜遗尿家族史	否
2. 既往泌尿道感染病史	否
3. 脊髓及泌尿系手术史	否
4. 服用影响排尿的药物(如螺内酯、呋塞米等)	否
5. 既往夜遗尿的治疗方法　具体不详	

2. 体格检查　生命体征平稳。发育正常,营养中等,神志清楚,精神可,心肺腹部查体无异常,腰骶部皮肤无凹陷,无脂肪瘤、多毛表现,外阴部稍潮红,有少许白色分泌物,小阴唇无粘连,大便无失禁现象。神经系统查体无异常,双足外形无异常,步态正常,双下肢肌力及肌张力正常(表7-8)。

表7-8　体格检查

项目	检查	结果
血压	有无血压过高或过低	无
体重和身高	有无生长发育迟缓	无
外生殖器检查(包括内裤的检查)	有无尿道下裂,包茎,小阴唇粘连,大便失禁迹象	无
腰骶椎检查	有无皮肤凹陷,脂肪瘤,多毛症,或骶骨发育不全	无

续表

项目	检查	结果
简单神经系统检查	嘱患者脱鞋,观察双足外形有无异常并观察步态,了解双下肢肌力和肌张力	粗测正常

3. 辅助检查(表 7-9)

(1)尿常规:正常,尿糖(-)、白细胞(-)、红细胞(-)、蛋白(-)、尿比重:1.020。

(2)泌尿系统 B 超:双肾、输尿管、膀胱未见异常,膀胱残余尿量 8ml。

(3)腰骶部 X 线检查:第 5 腰椎至第 2 骶椎隐性椎弓裂。未行尿流率、尿流动力学、腰骶部磁共振成像检查。

表 7-9 辅助检查

项目	检查结果
尿液检查(尿糖、白细胞尿、血尿和蛋白尿、尿比重)	正常
泌尿系统超声(必要时)	未见明显异常
尿流率(必要时)	未做
尿流动力学全套(必要时)	未做
腰骶部磁共振(必要时)	未做

4. 排尿日记　不详。

5. 诊断　初步诊断:① 遗尿症;② 隐性椎弓裂(第 5 腰椎至第 2 骶椎);③外阴炎。因患儿系 8 岁时出现夜遗尿症状,此前已经有长达 6 个月以上不尿床期后又再次出现尿床,故考虑属继发性夜遗尿,详询病史无精神创伤等诱因,无外伤致脊髓损伤等病史,无尿急、尿失禁等膀胱过度活动症等表现,白天排尿正常、无排便异常、无下肢肌无力表现及腰骶部检查结果可除外脊膜膨出等因素,尿比重正常可排除因血管加压素缺乏所致的遗尿,泌尿系统超声无异常可除外儿童膀胱功能异常和泌尿系统先天畸形;故患儿继发性夜遗尿未找到明确原因。

6. 治疗

(1) 治疗经过:记录排尿日记(结果不详)后确诊为单症状性儿童夜遗尿症,患儿遗尿日记家长遗失,结果不详,对应用遗尿报警器有抵触,且后者不易获取,需在网上购买,基于此种情况下无论患儿为哪一亚型单症状性夜遗尿,均可首先考虑使用去氨加压素治疗。

(2) 治疗方案:生活管理的同时,口服醋酸醋酸去氨加压素片每晚睡前 0.2mg 口服,每 2 周评价药物的治疗效果。口服 2 周后患儿遗尿消失,效果满意。治疗 3 个月后评价疗效,以治疗第 3 月开始与治疗前 1 个月尿床夜数进行比较,尿床夜数减少≥90%,疗效评判为完全应答。此后每 3 个月减半片药,目前 0.05mg 口服 3 个月,准备停药。服药期间基本无遗尿发生,疗效满意。患儿服用去氨加压素耐受性良好,未出现低钠血症及头痛、恶心和呕吐等水中毒表现,未见不良反应。

六、病例 6

患儿,男,6 岁,以"夜遗尿 6 年"为代诉就诊。

患儿于 6 年前,于生后即开始出现夜遗尿,每周 2 天,每晚 1 次,每晚尿床时间约在凌晨 1 点到早上,有晚睡习惯(约 23 点睡觉),睡前有时过度兴奋。每晚遗尿量不详,午睡无遗尿。晚上常需唤醒,如果晚上定时唤醒小便 1 次后不会尿床。发病来无白天漏尿,内裤上无排尿前后尿液滴沥,无尿频(每天排尿次数 <8 次),无尿急及排尿延迟,无特殊憋尿姿势,排尿顺畅无中断。平时喜食饮料及凉茶(偶尔)等,晚餐以粥为主,晚餐后至睡前喜饮水,睡前通常有饮水习惯(约 100ml),晚餐后较少进食。精神、食纳可,大便干燥,有时便秘,大便每 1~3 天一次,外观正常。既往体健,无脊髓及泌尿系手术等其他特殊病史,无影响排尿的服药史(如螺内酯、呋塞米等),生长发育同正常同龄儿,就读小学一年级,学习成绩良好,性格内向,既往无注意短暂、活动

过多、情绪易冲动、刻板重复的行为方式等异常表现,社会交往正常,兴趣广泛。母亲有夜遗尿病史,7~8岁以内每周遗尿2~3次,8岁后自行恢复正常,家族中余成员无夜遗尿病史。

1. 病史采集表(表7-10)

表 7-10 病史采集表

症状		
夜间遗尿症	是	否
该儿童是否尿床(提示严重度、治疗方法及预后)	是	
1. 每周尿床的夜晚数　2天		
2. 每晚尿床的次数　1次		
3. 每晚尿床时间(前半夜或后半夜)　凌晨1点到早上		
4. 每晚遗尿量(可通过测量尿布增重值进行计量)不详		
以下症状提示膀胱功能障碍		
1. 日间发生的漏尿(提示膀胱活动过度/非单症状性夜遗尿)		否
- 内裤上的尿液滴沥		
- 严重尿湿内裤		
- 漏尿频度(每日发生次数)		
- 每日间断或持续的漏尿		
-3岁半以后的日间漏尿病史		
2. 尿频(排尿次数每日不少于8次)		否
3. 排尿延迟(排尿次数少于每日3次)(提示排尿机制障碍)		否
4. 突然和急迫的想要排尿(提示膀胱活动过度)		否
5. 特殊憋尿姿势(如文森特屈膝礼-儿童突然停止活动,脚尖站立,双腿用力交叉或采取蹲位,脚后跟顶着会阴部)(提示排尿机制障碍)		否
6. 需按压以促进排尿,即需要压迫腹肌以促进排尿(提示排尿机制障碍)		否
7. 排尿间断,或一次接一次的数次排尿(提示排尿机制障碍)		否
8. 泌尿道感染(常与潜在的膀胱机制障碍相关)		否
9. 疾病和(或)畸形		
1)肾和(或)泌尿道		否
2)脊髓		否

续表

症状		
合并症 - 可能预测治疗抗性的因素		
1. 存在以下排便症状或病史(可预测治疗抵抗;便秘治愈可能导致遗尿症的治愈)		
1) 便秘(每周排便不超过 3 次)每 1~3 天排便 1 次	有	
2) 内裤上的大便痕迹(大便失禁),并非内裤清洗不干净造成		否
2. 存在心理、行为或精神问题,如多动症(ADHD)、注意缺陷障碍(ADD)、孤独症的证据(可预测治疗抵抗)		
1) 注意力不易集中、注意短暂		否
2) 活动过多		否
3) 情绪易冲动		否
4) 社会交往、交流障碍		否
5) 兴趣狭窄		否
6) 刻板重复的行为方式		否
3. 运动障碍和(或)学习障碍和(或)发育落后的病史(可能提示中枢神经系统病变)		否
饮水习惯		
1. 饮料摄入量和类型 水、饮料,偶尔凉茶等,具体量不详		
2. 夜间是否饮水 睡前通常有饮水习惯	是	
3. 夜间饮水超过一杯 (约 100ml)		否
4. 夜间是否饮用牛奶或晚餐进食粥、汤类食物 晚餐以粥为主	是	
5. 夜间是否食用有利尿作用的水果(如西瓜等) 夏天晚餐后有时进食西瓜	是	
家族史和既往史		
1. 夜遗尿家族史 母亲有夜遗尿病史,7~8 岁以内每周遗尿 2~3 次,8 岁后自行恢复正常	是	
2. 既往泌尿道感染病史		否
3. 脊髓及泌尿系手术史		否
4. 服用影响排尿的药物(如螺内酯、呋塞米等)		否
5. 既往夜遗尿的治疗方法 无,未诊治		

2. **体格检查**　生命体征平稳。发育正常,营养中等,神志清楚,精神可,心肺腹部查体无异常,腰骶部皮肤无凹陷,无脂肪瘤、多毛表现,会阴部及外生殖器无异常,大便无失禁现象。神经系统查体无异常,双足外形无异常,步态正常,双下肢肌力及肌张力正常(表 7-11)。

表 7-11　体格检查

项目	检查	结果
血压	有无血压过高或过低	无
体重和身高	有无生长发育迟缓	无
外生殖器检查(包括内裤的检查)	有无尿道下裂,包茎,小阴唇粘连,大便失禁迹象	无
腰骶椎检查	有无皮肤凹陷,脂肪瘤,多毛症,或骶骨发育不全	无
简单神经系统检查	嘱患者脱鞋,观察双足外形有无异常并观察步态,了解双下肢肌力和肌张力	粗测正常

3. **辅助检查**(表 7-12)

(1) 尿常规:正常,尿糖(−)、白细胞(−)、红细胞(−)、蛋白(−)、尿比重:1.020。

(2) 泌尿系统 B 超:双肾、输尿管、膀胱未见异常。

表 7-12　辅助检查

项目	检查结果
尿液检查(尿糖、白细胞尿、血尿和蛋白尿、尿比重)	正常
泌尿系统超声(必要时)	未见明显异常
尿流率(必要时)	未做
尿流动力学全套(必要时)	未做
腰骶部磁共振(必要时)	未做

（3）腰骶部 X 线检查：无异常。未行尿流率、尿流动力学、腰骶部磁共振成像检查。

4. 排尿日记　未记录。

5. 诊断及治疗

（1）初步诊断：遗尿症。

（2）治疗经过：确诊为单症状性儿童夜遗尿症后，了解到患儿父母常年在外地打工，患儿与其祖父母居住且祖父母务农不识字、依从性较差完成排尿日记较困难的实际情况，在选择治疗方法时，考虑到患儿的年龄较小、症状不严重、每晚尿床次数较少对患儿生活影响较小、家长的意愿以尽快控制遗尿症状而不愿进行复诊为主、抚养人依从性较差等因素，决定试用以下基础治疗的同时建议监护人行排尿日记协诊：

1）调整生活习惯：生活规律，鼓励患儿白天正常饮水，避免进食饮料及凉茶。调整作息时间，建议早睡。晚餐清淡且尽早，饭后避免剧烈活动，睡前避免过度兴奋。睡前 3 小时避免进食，睡前 2 小时禁止饮水及含水分较多的食品如水果等。

2）奖励机制：家长避免苛责患儿，未尿床日在墙上粘贴小红花作为奖励，开导孩子减轻其心理负担，让孩子身心愉悦。

3）养成良好的排尿、排便习惯：日间规律饮水、排尿，睡前排尿排空膀胱。多食用芹菜保持大便通畅，便秘时及时应用开塞露通便，建议养成每日定时排便习惯。

4）记录排尿日记：建议家长在家协助患儿认真记录"排尿日记"，但家长依从性较差未记录。

经上述遗尿儿童仅经生活方式、生活习惯的调整与管理，就诊后 2 周电话随访夜遗尿基本消失至今，随访 1 年余，仅有 1 次夜遗尿发生，追问诱因有睡前饮水及白天过于劳累后出现。生活管理后效果满意，家长表示："睡早点，（睡前）喝少点，不尿床了"。

（程 江　包 瑛　郭 维　刘亚兰）

附 录

中国儿童单症状性夜遗尿
疾病管理专家共识

中国儿童遗尿疾病管理协作组

一、前言

儿童夜遗尿(遗尿症)是一种常见疾病,若得不到积极和及时治疗易对患儿身心健康及家庭生活造成严重危害。随着人们对疾病认识的加深,儿童夜遗尿得到了越来越多国内外专家的关注。目前,国际上对于该疾病的管理有了较为成熟的经验,并出台了各自的诊疗指南和共识。我国起步相对较晚,虽然部分专家积累了丰富的临床经验,也进行了一些科研工作,然而在全国范围内尚缺乏统一、规范的诊疗标准,导致一部分儿童不能得到很好的治疗。因此我国现亟需一套符合中国国情及患儿家庭需求的《儿童遗尿疾病管理指南》或《中国专家共识》。为此我们特别成立了"中国儿童遗尿疾病管理协作组",并于2013年11月17日和2014年4月26日分别在上海和北京召开了两次"儿童遗尿疾病管理专家研讨会"。小儿肾内科、泌尿外科、儿童保健科、心理科、中医科等各领域的专家对国外儿童遗尿疾病管理指南或共识进行了解读和分析,主要包括《国际小儿尿控协会ICCS遗尿症治疗实践指南》《2009年国际尿失禁咨询委员会 ICI 会议报告》《英国国家卫生研究院和临床优化中心 NICE 儿童夜遗尿管理指南》和《日本儿童夜遗尿专家共识》等,并针对我国诊疗现状进行了专题讨论,旨在确定适合我国国情、经济有效并且简洁实用的儿童遗尿症诊疗管理方案,最终初步达成了《中国儿童单症状性夜遗尿疾病管理专家共识》,以期为广大临床医生提供参考和指导,同时也为将来《中国儿童遗尿疾病管理指南》的出台打下坚实基础。

二、疾病概况

据统计大约有 16% 的 5 岁儿童、10% 的 7 岁儿童和 5% 的 11~12 岁儿童患有夜遗尿。其发病机制十分复杂,涉及中枢神经系统(若干神经递质和受体)、生理节律(睡眠和排尿)、膀胱机制紊乱以及遗传等多种因素。目前认为中枢睡眠觉醒功能与膀胱联系的障碍是单症状性夜遗尿的基础病因,而夜间抗利尿激素分泌不足导致的夜间尿量增多和膀胱功能性容量减小是促发夜遗尿的重要病因。儿童夜遗尿虽不会对患儿造成急性伤害,但长期夜间遗尿常常给患儿及其家庭带来较大的疾病负担和心理压力,对其生活质量及身心成长造成严重不利影响。此外,儿童夜遗尿虽然每年有 15% 的患儿可以自然痊愈,但约 0.5%~2% 的患儿遗尿症状可持续至成年期。鉴于此种情况,儿童夜遗尿一经诊断需尽早进行治疗,医生和家长切勿采取"观望"态度。

三、儿童夜遗尿的诊断

儿童夜遗尿是指年龄≥5 岁儿童平均每周至少 2 次夜间不自主排尿,并持续 3 个月以上。诊断要点包括:1)患儿年龄≥5 岁(5 岁作为判断儿童夜遗尿的年龄标准虽带有一定主观性,但其却反应了儿童排尿控制能力的发育程度);2)患儿睡眠中不自主排尿,每周≥2 次,并持续 3 个月以上(疲劳或临睡前饮水过多而偶发遗尿的儿童不作病态);3)对于大年龄儿童诊断标准可适当放宽夜遗尿的次数。与遗尿相关的术语定义详见附表 1。

附表 1　遗尿疾病相关术语定义

术语	定义
夜遗尿	≥5 岁儿童平均每周至少 2 次夜间不自主排尿,并持续 3 个月以上
单症状性夜遗尿(MNE)	患儿仅有夜间遗尿,不伴有日间下尿路症状
非单症状性夜遗尿(NMNE)	患儿不仅有夜间遗尿,还伴有日间下尿路症状(如尿急、尿失禁、排尿延迟等)
原发性遗尿症(PNE)	自幼遗尿,没有 6 个月以上的不尿床期,并除外器质性疾病
继发性遗尿症(SNE)	之前已经有长达 6 月或更长不尿床期后又再次出现尿床
夜间多尿(NP)	夜间尿量超过同年龄段儿童预期膀胱容量130%
膀胱过度活动症(OAB)	一种以尿急症状为特征的症候群,可伴或不伴有急迫性尿失禁
预期膀胱容量(EBC)	计算公式为[30+(年龄 ×30)],单位 ml
最大排尿量(MVV)	24 小时内出现的单次最大排尿量(早晨第一次排尿除外),该排尿量需在膀胱日记中保持记录超过 3-4 天
漏尿	多指白天不知不觉将尿液排出体外

临床上,需对患儿进行详细的病史采集、体格检查和必要的辅助检查,进一步明确诊断,以除外非单症状性夜遗尿以及其他潜在疾病引起的夜遗尿,如泌尿系统疾病、神经系统疾病、内分泌疾病等,并指导临床治疗。

1. 病史采集

全面的病史采集可以帮助排除潜在疾病和寻找病因,同时也有助于夜遗尿的诊断和治疗。临床上可使用病史采集表(详见附表 2,包含夜间遗尿、日间排尿、排便情况、心理行为问题、饮水习惯、家族史及既往治疗情况等)以便更快、更便捷地了解儿童夜间遗尿情况、日间排尿症状及是否合并其他潜在疾病。

附表 2 病史采集表

症状		
夜间遗尿症	是	否
该儿童是否尿床(提示严重度、治疗方法及预后)	是	否
1. 每周尿床的夜晚数_____		
2. 每晚尿床的次数_____		
3. 每晚尿床时间_____		
4. 每晚遗尿量_____(可通过测量尿布增重值进行计量)		
以下症状提示膀胱功能障碍		
1. 日间发生的漏尿(提示膀胱活动过度 / 非单症状性夜遗尿)	是	否
- 内裤上的尿液滴沥(排尿前 / 排尿后)		
- 严重尿湿内裤		
- 漏尿频度(每日发生次数)		
- 每日间断或持续的漏尿		
-3 岁半以后的日间漏尿病史		
2. 尿频(排尿次数每日不少于 8 次)	是	否
3. 突然和急迫的想要排尿(提示膀胱活动过度)	是	否
4. 排尿延迟(排尿次数少于每日 3 次)(提示排尿机制障碍)	是	否
5. 特殊憋尿姿势(如文森特氏屈膝礼 - 儿童突然停止活动,脚尖站立,双腿用力交叉或采取蹲位,脚后跟顶着会阴部)(提示排尿机制障碍)	是	否
6. 需按压以促进排尿,即需要压迫腹肌以促进排尿(提示排尿机制障碍)	是	否
7. 排尿间断,或一次接一次的数次排尿(提示排尿机制障碍)	是	否
8. 泌尿道感染(常与潜在的膀胱机制障碍相关)	是	否
9. 疾病和(或)畸形		
1) 肾和(或)泌尿道	是	否
2) 脊髓	是	否
合并症 - 可能预测治疗抵抗的因素		
1. 存在以下排便症状或病史(可预测治疗抵抗;便秘治愈可能致遗尿症的治愈)		

续表

症状		
1）便秘（每周排便不超过 3 次）	是	否
2）内裤上的大便痕迹（大便失禁），并非内裤清洗不干净造成	是	否
2. 存在心理、行为或精神问题，如多动症（ADHD）、注意缺陷障碍（ADD）、孤独症的证据（可预测治疗抵抗）	是	否
1）注意力不易集中、注意短暂	是	否
2）活动过多	是	否
3）情绪易冲动	是	否
4）社会交往、交流障碍	是	否
5）兴趣狭窄	是	否
6）刻板重复的行为方式	是	否
3. 运动障碍和（或）学习障碍和（或）发育落后的病史（可能提示中枢神经系统病变）	是	否
饮水习惯		
1. 饮料摄入量和类型_____		
2. 晚间是否饮水	是	否
3. 晚间饮水超过一杯	是	否
4. 晚间是否饮用牛奶或晚餐进食粥、汤类食物	是	否
5. 晚间是否食用有利尿作用的水果（如西瓜等）	是	否
家族史和既往史		
1. 夜遗尿家族史（包括父母、同胞及其他亲属）	是	否
2. 既往泌尿道感染病史	是	否
3. 脊髓及泌尿系手术史	是	否
4. 服用影响排尿的药物（如螺内酯、呋塞米等）	是	是
5. 既往夜遗尿的治疗方法_____		

2. 体格检查

儿童患儿就诊时需进行详细的体格检查（见附表 3），以排除潜在解剖学或神经学异常疾病。

附表3 体格检查表

项目	检查	结果
血压	有无血压过高或过低	
体重和身高	有无生长发育迟缓	
外生殖器检查(包括内裤的检查)	有无尿道下裂,包茎,小阴唇粘连,大便失禁迹象	
腰骶椎检查	有无皮肤凹陷,脂肪瘤,多毛症,或骶骨发育不全	
简单神经系统检查	嘱患儿脱鞋,观察双足外形有无异常并观察步态,了解双下肢肌力和肌张力	

3. 辅助检查

辅助检查也是儿童夜遗尿诊断的重要步骤,其中尿常规适用于所有初诊儿童。泌尿系统超声检查常可协助诊断儿童膀胱功能异常和泌尿系统先天畸形;对伴有明显日间排尿症状者及排便异常者,可考虑进行尿流动力学检查及腰骶部核磁共振等检查(详见附表4)。

附表4 辅助检查

项目	检查结果
尿液检查(尿糖、白细胞尿、血尿和蛋白尿、尿比重)	
泌尿系统超声(必要时,项目包括双肾、输尿管、膀胱、最大储尿量及残余尿量)	
尿流率(必要时)	
尿流动力学全套(必要时)	
腰骶部核磁共振(必要时)	

4. 排尿日记

排尿日记是评估儿童膀胱容量和是否存在夜间多尿的主要依据,同时也是单症状性夜遗尿具体治疗策略选择的基础,有条件的家庭均应积极记录。排尿日记中涉及的日间最大排尿量

(MVV)指除清晨第一次排尿以外的日间最大单次排尿量,而夜间总尿量应包括夜间尿布增重或夜间排尿量与清晨第一次尿量之和。临床医生可根据患儿排尿日记的数据信息评估患儿膀胱容量和夜间总尿量,从而判断患儿夜遗尿类型,指导治疗(详见附表5)。

排尿日记应在做到睡前2小时限水、睡前排空膀胱之后进行评价,需详细记录至少3~4个白天(儿童上学期间可于周末记录)和连续7个夜晚儿童饮水、遗尿、尿量等情况(详见附表6)。排尿日记在实际使用中存在一定困难,填写前医生应与家长和患儿充分沟通,详细讲解排尿日记的具体记录方法,以确保数据记录的准确性和真实性。

附表5 不同年龄预计膀胱容量、最大排尿量及夜间总尿量正常参考值

年龄(岁)	预计膀胱容量 EBC(ml)	日间最大排尿量 MVV(ml)[a] 低于所示数值(即 EBC 的 65%)提示膀胱容量偏小	夜间总尿量 TVV(ml)[b] 高于所示数值(即 EBC 的 130%)提示夜间多尿
5	180	117	234
6	210	137	273
7	240	156	312
8	270	176	351
9	300	195	390
10	330	215	429
11	360	234	468
12~18	390	254	507

a:MVV 的测量(早晨第一次排尿除外)至少需进行 3-4 天;周末或假日是理想的时间。日间发生的任何漏尿和液体摄入量均应被记录。液体摄入量与治疗/建议的相关性尚未得到证实,但应记录以确保日记的最大可用性。

b:TVV 的测量须将早晨第一次排尿量与夜间排尿量(包括尿布增重)相加以计算夜间产生的尿量

附表6 排尿日记

第一部分 3~4天的日间日记（儿童上学期间可于周末记录）

时间	第一天			时间	第二天			时间	第三天			时间	第四天		
	饮水(ml)	尿量(ml)	漏尿(ml)		饮水(ml)	尿量(ml)	漏尿(ml)		饮水(ml)	尿量(ml)	漏尿(ml)		饮水(ml)	尿量(ml)	漏尿(ml)

* 日间日记可评估患儿膀胱容量和日间最大排尿量。

续表

第二部分　连续 7 个夜晚的夜间日记

	第一天	第二天	第三天	第四天	第五天	第六天	第七天
昨晚入睡时间							
入睡前 2 小时内饮水情况							
起床时间							
夜间未尿床							
夜间尿床							
夜间起床排尿（如果有，记录尿量 /ml）							
晨起尿布增重（g）							
早晨第一次排尿量（ml）							
今天是否排大便							
药物治疗（记录药物名称、剂量及服药时间）							
医生填写本栏							
夜间尿量 = 早晨第一次排尿量 + 尿布增重值或夜间起夜排尿量							

四、儿童夜遗尿的治疗

本专家共识主要针对儿童单症状性夜遗尿,治疗方法主要包括基础治疗、一线治疗和其他治疗等。在不同治疗方法选择时,需结合患儿的年龄、症状的严重程度、患儿及家长的意愿以及排尿日记等信息综合考虑。

1. 基础治疗

医生应加强对夜遗尿患儿家长的教育,向其讲解关于儿童夜遗尿的基本信息。夜遗尿并不是儿童的过错,家长不应因此对其进行责罚。同时,积极的生活方式的指导是儿童夜遗尿治疗的基础,某些夜遗尿儿童仅经生活方式、生活习惯的调整,夜遗尿症状便可消失。对于小年龄、遗尿对生活影响小的儿童可首先进行基础治疗,且基础治疗贯穿夜遗尿治疗的全过程。基础治疗的手段主要包括:

1) 调整作息习惯

帮助家庭规律作息时间,鼓励患儿白天正常饮水,保证每日饮水量。避免食用含茶碱、咖啡因的食物或饮料。晚餐宜早,且宜清淡,少盐少油,饭后不宜剧烈活动或过度兴奋。尽早睡眠,睡前 2~3 小时应不再进食,睡前 2 小时禁止饮水,包括粥汤、牛奶、水果、果汁等含水分较多的食品。

2) 奖励机制

医生应树立家庭战胜遗尿的信心,不断强化正性行为和治疗动机。指导家长不应责备患儿,应该多一些鼓励,减轻孩子对疾病的心理负担,让孩子自己积极的参与到治疗过程中。

3) 养成良好的排尿、排便习惯

养成日间规律排尿(每日 4~7 次)、睡前排尿的好习惯,部分家长尝试闹钟唤醒。同时,建议多食用纤维素丰富的食物,每日定时排便,对伴有便秘的患儿应同时积极治疗便秘。

4) 记录排尿日记

指导家长认真记录"排尿日记",以帮助评估儿童夜遗尿的个体化病情并指导治疗。

2. 一线治疗

去氨加压素和遗尿报警器是目前多个国际儿童夜遗尿指南中的一线治疗方法,可有效治愈大部分的儿童单症状性夜遗尿。临床医生可根据儿童夜遗尿的具体类型选择适合患儿的治疗方案,并在选择时充分考虑家长和患儿的意愿。

去氨加压素和遗尿报警器的选用原则包括:①夜间尿量增多但膀胱容量正常的患儿宜使用去氨加压素治疗;②膀胱容量偏小的患儿可能出现去氨加压素抵抗,宜使用遗尿报警器治疗;③夜间尿量增多且膀胱容量偏小的患儿,宜联合去氨加压素和遗尿报警器治疗;④夜间尿量正常且膀胱容量正常的患儿可给予遗尿警报器或去氨加压素治疗。若患儿及家长对选择遗尿报警器有抵触,无论患儿为哪一亚型单症状性夜遗尿,均可首先考虑使用去氨加压素治疗。

1) 去氨加压素

去氨加压素推荐剂量为 0.2mg/d,建议从小剂量起开始服用,并根据患儿情况及疗效调整剂量,最大剂量 0.6mg/d。初始治疗建议每 2 周评价药物的治疗效果,无改善者应重新评估,包括记录排尿日记等。如果仍有夜间多尿,可以增加去氨加压素剂量。若治疗 6~8 周后仍改善不满意,可联合遗尿报警器治疗或转诊至遗尿专科诊治。去氨加压素治疗疗程一般为 3 个月,治疗 3 个月后评估疗效,以治疗第 3 月与开始治疗前 1 月尿床夜数进行比较,疗效包括完全应答(尿床夜数减少≥90%)、部分应答(尿床夜数减少 50%~90%)及无应答(尿床夜数减少 <50%)。患儿达到完全应答后停药并观察,如果停药后夜遗尿复发,则可以再次使用去氨加压素治疗(详见附图1)。有专家尝试逐渐减停药物可减少夜遗尿复发的可能。

去氨加压素耐受性良好,但是尽管患儿出现低钠血症及水中毒(头痛、恶心和呕吐等)的可能性极低,仍应就此对患儿家庭进行教育,避免自行调整药物剂量。去氨加压素治疗注意事

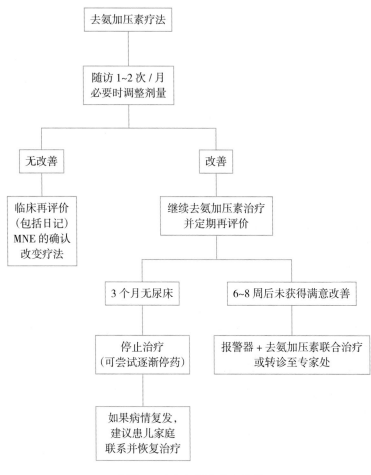

附图 1 去氨加压素治疗流程

项包括：①夜间睡前 1 小时服药，予以少量水送服；②服药前 1 小时和服药后 8 小时限制饮水，以达到治疗效果并避免药物副作用；③若患儿出现发热需要大量补充液体，应暂停使用去氨加压素，以免引起水中毒。如果已经服用，仍需限制饮水；④必要时监测血压及血钠。

2）遗尿报警器

遗尿报警器是利用尿湿感应器装置,当患儿尿湿时,警铃报警唤醒患儿起床排尽余尿并清洁床单,通过反复训练建立膀胱涨满-觉醒之间的条件反射,使患儿最终能感受到尿意而自觉醒来排尿。遗尿报警器治疗有效率高达65%~70%以上,且复发率较低。其疗效与医师实施的经验和水平直接相关,在西方国家使用较为普遍。

但是,由于使用遗尿报警器很容易打扰患儿和家长的睡眠,且起效时间往往较长,多需连续使用8周或更长时间,因此需要医师与患儿和家长建立起良好的沟通,在临床应用前医生应向患儿和家长详细介绍遗尿报警器的基本原理和使用方法,并征得其同意。正确的训练指导是成功的关键,并且在实施中监测遗尿情况的变化,利用心理学正性强化技术不断增强家庭治疗的动机,建立一套完整的随访方案,直至治疗成功。使用遗尿报警器治疗成功后应告知患儿,如果病情复发应再次联系医生(详见附图2)。遗尿报警器治疗注意事项包括:①遗尿报警器不适用于每晚遗尿频率>2次的患儿;②内裤或床单浸湿时触发警报器,若患儿无反应,此时家长应积极配合协助患儿起床排尿;③患儿应每晚使用遗尿报警器,持续治疗2~3个月或至患儿连续14晚无尿床(无论先达到哪个标准);④遗尿报警器还适用于去氨加压素药物减量阶段,以促进患儿自行觉醒及减少复发的概率。

3）联合治疗

夜间尿量增多且膀胱容量偏小的患儿可考虑去氨加压素和遗尿报警器的联合治疗。若患儿使用去氨加压素或遗尿报警器症状无改善时需重新评估患儿病情,并可考虑去氨加压素和遗尿报警器的联合治疗。若联合治疗仍无好转,需记录患儿发生遗尿的当天情况(详见附表7),再次记录排尿日记重新评估患儿病情,并转诊至遗尿专科进行诊治。

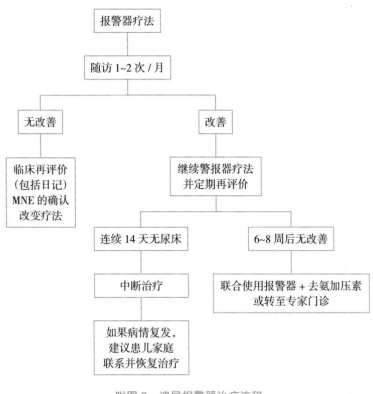

附图 2　遗尿报警器治疗流程

附表 7　患儿遗尿当天情况评估表

日期
治疗具体实施情况 / 药物用量
遗尿次数
遗尿发生时间
晚餐时及睡前饮水、进食情况
是否有日间排尿症状
不良反应
必要时肝肾功能、电解质检测

3. 其他治疗

1）抗胆碱药物

抗胆碱药物可以有效抑制膀胱逼尿肌过度活动症状,有效减少患儿夜间遗尿频率。当患儿有夜间排尿次数过多、疑似膀胱过度活动者,排除了神经源性膀胱等器质性疾病时可考虑联合使用抗胆碱药物和去氨加压素。临床常用的抗胆碱药物为奥昔布宁,起始推荐剂量为 2~5mg,年龄较大者可增加至10mg,睡前服用。主要副作用包括口干、皮肤潮红、便秘、视力模糊、瞌睡等。需严格在专科医生指导下使用,并注意监测残余尿量。

2）三环类抗抑郁药物

治疗儿童夜遗尿的三环类抗抑郁药物为阿米替林、去甲替林、丙咪嗪等,因其抗胆碱作用可增加功能性膀胱容量、减少膀胱无抑制性收缩,故对尿流动力学紊乱的夜遗尿有效。但此类药物可能具有心脏毒性等副作用,现临床已不推荐常规使用,需在专科医生指导下使用并随访。

3）中医药疗法

中医中药以及针灸、推拿、敷贴等外治法是我国传统中医学治疗儿童夜遗尿的特色。中医认为遗尿属肾虚,治则补之,多以温补固肾醒脑为主。对肾气不足、下元虚寒者宜温肾固涩;对脾肺气虚者则益气固涩;肝经湿热者用泻火清热法。具体治则可参照中华中医药学会 2012 年发布的《中医儿科常见病诊疗指南》(ZYYXH/T269-2012)中的遗尿症的诊疗规范进行。

4）膀胱功能训练

膀胱功能训练有利于加强排尿控制和增大膀胱容量。可督促患儿白天尽量多饮水,并尽量延长两次排尿的间隔时间使膀胱扩张。训练患儿适当憋尿以提高膀胱控制力,当患儿排尿时鼓励时断时续排尿,然后再把尿排尽,以提高膀胱括约肌的控制能力。也可通过生物反馈治疗训练膀胱功能,治疗频率一般为每周 1~2 次,疗程至少持续 3 个月。

5）心理治疗

对于伴有明显心理问题的患儿除上述治疗外,建议同时心理专科治疗。

4. 5 岁以下遗尿儿童的治疗

鉴于小于 5 岁的儿童排尿中枢可能尚未发育完全,目前临床建议可首先对其进行生活方式和生活习惯的调整以及排尿习惯的引导,其次可采用较安全的治疗方法如中药、推拿等。有强烈治疗意愿的遗尿儿童也可使用遗尿报警器等治疗。

五、结语

夜遗尿是儿童常见疾病,可能危害患儿及家长的生活和心理健康。详尽的病史采集、体格检查和相关辅助检查是儿童夜遗尿必需的诊断和评估流程,同时也是具体治疗策略选择的依据。积极的临床教育和生活方式指导是儿童夜遗尿的治疗基础,个体化的治疗策略是治疗成功的关键。

附“中国儿童遗尿疾病管理协作组”成员

组　　长:徐虹

顾　　问:易著文,王倩

副 组 长:刘小梅,姚勇,刘亚兰,夏正坤,毛建华,吴玉斌

组　　员(按姓氏笔画排序):于力,马宏,马青山,马骏,王墨,卢思广,叶惟靖,包瑛,毕允力,刘玉玲,安冰,江帆,朱光华,孙书珍,孙清,刘雪梅,刘翠华,张东风,杨巧芝,杨青,张枫,张秋业,陈朝英,沈茜,邵晓珊,周建华,周萍,范美丽,钟日荣,赵丽萍,赵波,赵非,胡波,俞建,栾江威,党西强,高鸿云,陶于洪,郭维,曹力,黄建萍,蒋小云,程江

执 笔 人:沈茜,刘小梅,姚勇,郭维,周蔚然,马骏,王倩,易著文,徐虹

通讯作者:复旦大学附属儿科医院徐虹

52检